徐艳玲临证经验集萃

王国力　王丽娜　赵克明 ◎ 主编

北方联合出版传媒（集团）股份有限公司

辽宁科学技术出版社

图书在版编目（CIP）数据

徐艳玲临证经验集萃 / 王国力，王丽娜，赵克明主编. -- 沈阳：辽宁科学技术出版社，2024. 9. -- ISBN 978-7-5591-3702-9

Ⅰ. R249.7

中国国家版本馆CIP数据核字第2024N2G471号

出版发行：辽宁科学技术出版社
　　　　　（地址：沈阳市和平区十一纬路25号　邮编：110003）
印　刷　者：沈阳丰泽彩色包装印刷有限公司
经　销　者：各地新华书店
幅面尺寸：170 mm × 240 mm
印　　张：11.5
字　　数：240千字
出版时间：2024年9月第1版
印刷时间：2024年9月第1次印刷
责任编辑：吴兰兰
封面设计：水　云
版式设计：隋　治
责任校对：王春茹

书　　号：ISBN 978-7-5591-3702-9
定　　价：50.00元

投稿热线：024-23284363
邮购热线：024-23284502
E-mail:2145249267@qq.com
http://www.lnkj.com.cn

编 委 会

序　言

今者徐教授新作将付梓，幸为序，不胜欣然。何哉？是书聚其无量学渊，诚国医之瑰宝也。

夫《黄帝内经》书成，国医乃兴；《伤寒论》墨干，仲景为圣。一代有一代之医，是故薪火有传，而岐黄不堕也；一地有一地之医，则百花齐放，可无愧于盛世也。辽地，红山文化重地，物华天宝，人杰地灵，燕国而来，两千多年矣。斯文未尝中绝，医道由是而兴。于近世，则有"辽派中医"，雄居医坛。其名列入《辽宁省"十四五"中医药发展规划》，其势沛然莫之能御，今有此书，更彰其势。

徐教授，乃中医肺系疾病诊治领域之名宿也。曩者《徐艳玲临证实践经方录》《徐艳玲临证经验集》之续，正此书也。何为续也？一曰扩之，一曰深之，一曰细之。扩则博采案例，以张大耳目；深则掘求深切，以进求根本；细则条分缕析，以无所蔽失。如此，则其思可毕现，而其学气象混成，蔚为大观也。呜呼！此诚非读者之大福、医家之大幸也欤？

至若辽宁中医药大学附属医院，有其人焉，名医名师星陈，"辽派中医"之所聚；有其心焉，重技重学重人，中医研学之宝地。此书诚其证也。

嗟乎，科技倏忽易变，众生渴求康健。医者不应时，不可；不应规策，不可；不应百姓之愿，不可；不应寰宇之变，不可。此外，祖贤之技，若蓦然湮没于吾辈之手，此千秋之罪，不敢不察也；创新、承传之任，不可不负也。此书之意，殆在斯也。

是幸为序！

作于 2024 年 9 月

前　言

中医药文化是中华民族的瑰宝，为中华民族的繁衍昌盛做出了不可磨灭的贡献。传承精华、守正创新是推动中医药事业发展的关键。中医药学术传承得益于历代名医、名家无私传道授业，全面传承和研究、充分学习和继承名中医的临床经验和学术思想，是中医学术传承的重要内容及方法。

徐艳玲教授致力于中医肺系疾病的临床、教学、科研工作40余载，精耕专业，造诣深厚。为辽宁中医药大学附属医院主任医师、教授、硕士/博士研究生导师、辽宁省名中医，国家中医药管理局首批优秀中医临床研修人才优秀学员。第六批、第七批全国老中医药专家学术经验继承指导老师，全国名老中医药专家传承工作室指导老师，辽宁省名中医传承工作室指导老师。

徐艳玲教授1982年毕业于辽宁中医学院，曾担任辽宁中医药大学附属医院呼吸科主任。兼任世界中医药联合会呼吸专业委员会常务委员、中国中西结合学会呼吸专业委员会常务委员、中国中医药学会肺病专业委员会常务委员、辽宁省中医药学会呼吸专业委员会主任委员、辽宁省中西医结合学会呼吸专业委员会主任委员、辽宁省医学会呼吸专业委员会常务委员、沈阳市呼吸专业委员会副主任委员。国家自然基金评审专家，辽宁省科技厅科技项目评审专家，辽宁省、沈阳市医疗事故鉴定专家。

徐艳玲教授多年来一直勤勤恳恳地工作在医疗、教学、科研第一线。兢兢业业，致力于中医事业的发展，把自己的全部精力都投入到医教研工作之中并取得了显著的成绩。作为呼吸科主任、肺病学科带头人，徐艳玲教授注重团队建设，引领肺病学科的建设与发展，建立了稳定的研究方向，确立了在国家层面的学术地位和影响，建设了一支专业技术精、思想素质好、学术造诣高、知名度高的队伍，带领学科团队进入国家队。为国家中医药管理局重点专科肺病专科学术带头人，中西医结合重点学科呼吸病学科带头人，辽宁省中医、中西医结合重点学科呼吸病学科带头人。

徐艳玲教授锐意、厚德、仁爱，熟读经典、擅用经方，潜心临床、中西贯通，在中医药治疗肺系疾病方面积累了丰富的经验。对支气管哮喘、肺间质疾病、慢性阻塞性肺疾病（COPD）、肺结节、肺心病、肺炎、支气管扩张等疾病的诊治造诣颇深，是中医肺病领域学术名家。以高尚的医德、精湛的医术深受患者好评。

作为呼吸内科专家，在重大公共卫生事件中勇于承担责任，在 2003 年的非典防治中，担任辽宁省高级专家组专家及辽宁中医药大学附属医院防治组组长，身先士卒抗击非典，参加省内及院内患者的会诊及指导治疗，因成绩突出，曾受到国家重要领导人的接见。在禽流感、甲型 H1N1 流感、新冠肺炎疫情中，作为辽宁省高级专家组成员勇于担当，多次参与全省疫情会诊、研判，积极发挥中医药在急性传染病防治中的作用，受到了学术同行的认可和好评。荣获辽宁省"三八红旗手"、辽宁省巾帼建功标兵、辽宁省优秀科技工作者等多项荣誉称号。

徐艳玲教授十分注重教学工作，具有强烈的师者情怀，尤其注重师德师风，她认为具有高尚的医德与师德，才能做到守望相助、言传身教。徐教授对待学生不偏不倚，均悉心勠力，敦其苦学基础，钻研临床；为其解惑释疑，重拾信心。传以岐黄精微，授以为人之道。担任本科、研究生中医、中西医结合呼吸专业课程教学。培养出优秀的博、硕士研究生 42 名，工作在省内外医疗机构临床一线，为广大肺系疾病患者解除病痛。

徐艳玲教授还承担大量的科研工作，主持及参与国家、省、市级科研课题 10 项。主要课题有国家"973"计划课题："肺与大肠相表里"脏腑相关理论的应用基础研究的子课题（基于 COPD "从肠论治"的肺—肠联络机制研究，单位任务负责人），国家"973"计划课题：证候规范与辨证方法体系的研究的子课题（慢性阻塞性肺疾病证候要素临床流行病学研究，单位任务负责人），国家中医药管理局行业专项"早期慢性阻塞性肺疾病稳定期中医治疗方案与转化应用研究"（单位任务负责人）。主持辽宁省级课题："中药咳喘康对实验性肺纤维化 TGF-β 的影响""中药复方治疗特发性肺纤维化（肺痿：肺肾气阴两虚，瘀血阻络证）的疗效评价""哮喘康治疗支气管哮喘的研究""中药复方治疗支气管哮喘慢性持续期（虚实夹杂证）的研究"。获得辽宁省、沈阳市科技进步三等奖各 1 项。主编《慢性阻塞性肺疾病》中国中医药出版社，副主编《中医呼吸病学》人民卫生出版社等专著 4 部，在国家级杂志发表论文 70 余篇。

　　徐艳玲全国名老中医药专家传承工作室、徐艳玲辽宁省名中医建设工作室团队认真总结徐教授多年来的学术思想、辨证方法、临证经验，已先后出版《徐艳玲临证实践经方录》《徐艳玲临证经验集》。在之前两部著作的基础上，本书旨在进一步挖掘、细化总结徐教授针对肺系疾病的主要学术思想，本书还介绍徐教授常用经方及其加减方法，总结其针对慢性阻塞性肺疾病、支气管哮喘、肺间质纤维化、慢性咳嗽、肺结节、支气管扩张等专病论治理论、经验，并补充了近年来的一些验案，希冀最大限度地为读者展现徐教授临床诊疗经验之原貌。

目　录

第一章　主要学术思想

　　中医学是以脏腑经络及精、气、血、津液为生理病理学基础，以辨证论治为诊疗特点的理论体系。明代医家陶华于《伤寒琐言》中说"伤寒言证不言病"，徐艳玲教授尤其注重辨证准确，强调"因名识病，因病识证"。之于肺系疾病的诊治，主要体现在以下几个方面：①注重整体观念的临床运用，重视脏腑的相关性，呼吸系统疾病其病位在肺，与脾、胃、肾、大肠、肝、心亦密切相关。临证统筹兼顾多脏，辨证施治，擅用经方，攻补兼施、升降并用、敛散相伍、润燥互用、温清并用于一方。②重视补益肾气作用，在呼吸系统疾病发病机制中，肺肾两虚的五脏病机为其核心，进而演变成以咳、痰、喘为主的症候群，提出无论缓解期或发作期都存在不同程度的肾气亏虚，补益肾气、扶正固本当贯穿于疾病治疗的始终。③从肺胃辨证论治慢性阻塞性肺疾病（COPD），认为COPD为本虚标实之证，以痰饮伏肺为疾病的"夙根"，与肺胃两脏关系最为密切。采用分期论治与分型论治相结合，注重从肺胃辨证论治，在急性期和缓解期均注重温肺化饮以祛除疾病之"夙根"。本章总结了徐教授从脏腑相关理论论治肺系疾病之肺肾相关、痰瘀相关、肺胃相关及通腑思想在肺系疾病中的应用，并介绍了徐教授从津液、卫气营血论治疾病的特色。

第一节　脏腑相关理论论治肺系疾病

一、从肺肾相关理论论治肺系疾病

"肺为气之主，肾为气之根。肺主出气，肾主纳气。阴阳相交，呼吸乃和，若出入升降失常，斯喘作焉"，语出清代林珮琴所著《类证治裁》，这句话结合文意可理解为："肾为气之根"是指肾是人体一身之气的根本，然其是承接"肺为气之主"而言。故可得知，其意在强调肺肾在呼吸运动中起到相互协同作用：呼吸方面肺虽主气司呼吸，但肺的吸气功能仍需要依赖肾主纳气之职相助。肾的功能就像根茎一样，使气有"根"，才能维系摄纳呼吸之气，保持呼吸深度，防止呼吸过于表浅而致使得气逆而喘。上述的问题若从五行学说来看，肾为肺之子，金水相生，肺气久虚，则母病及子，日久必及肾，肾虚而使纳气功能失常，气无根依，可见动则气喘之证。《素灵微蕴·卷三》将这种生理功能比喻为："肺主呼吸，而呼吸之气直达肾水，故肾水之中亦有肺气。"张锡纯谓之："有因肾阴亏耗而致成肺病者。盖肾与肺为子母之脏，子虚必吸母之气化以自救，肺之气化即暗耗。"由此可见肾对于肺疾起到至关重要的作用。清代温病大家叶天士在其《临证指南医案·喘》说："喘病之因，在肺为实，在肾为虚。"《医悟·卷五》曰："外感之喘出于肺，内伤之喘出于肾。喘之始出纳不利，病责之在肺。喘既久，升降不调，病遂及肾。""内伤之咳，多本于阴分。阴分者，五脏元精之气也。五脏皆有精气，惟肾为元精之本，肺为元精之主。五脏之精气受伤，则病必由下而上，由肾至脾及肺，肺肾俱病，则它脏不可免矣。"

1. 慢性阻塞性肺疾病

《素问·六节藏象论》曰："肾者主蛰，封藏之本，精之处也。"精化气，气化神，精气为人体组成的最基本物质。因肾乃先天之本，为五脏之本，精气不充则形体不固。徐艳玲教授认为正气亏虚是 COPD 的根本，COPD 反复发作，病位多由肺及肾，肾虚日久又可导致肺虚、脾虚，肺脾肾三脏俱损，先天真元及后天精微日益损耗，使气的生成出现障碍，导致正气亏虚。所谓"肺为生气之主、脾胃为生气之源、肾为生气之根"，这说明肺、脾、肾三脏功能正常才能使正气充盛。气是构成和维持人体的最基本物质，是机体内活力很强的、运行不息的极细微物质。气有推动、防御、固摄、气化等作用，由先天之气、后天水谷之气和自然界的清气结合而成。气虚将导致机体功能虚弱，更易反复发病。如：气的防御功能不能正常发挥，机体容易反复发病，疾病也不易治愈。气的固摄作用不能正常发挥，体内液体物质会大量丢失，可能出现各种出血，可以引起汗多、尿多、流涎、泄泻、遗精等表现。早在《庄子知北游》中就有气的相关记载："人之生，气之聚也；聚则为生，散则为死。"由此可知，气的功能能否正常发挥作用与人体生命活动是否正常进行密切相关。先天之气依赖肾中封藏的先天之精化生而来，是人体之气的根本；水谷之气由脾胃运化饮食水谷化生而来，是人体之气的主要组成部分；肺依赖肾的纳气功能将吸入的自然界的清气吸入体内，为人体之气提供的重要来源。肾藏精，若肾精亏虚，先天之气不能化生，肾属水，肺属金，金水相生，肾虚日久，子病及母，肾虚导致肺虚，气失所主，气浮于上，不能为人体之气提供来源；肺属金，脾属土，肺虚日久，子病及母，导致脾虚，脾失运化，脾不能将饮食水谷化生为水谷之气，使水谷之气生成障碍。故肾虚最终导致肺、脾、肾三脏亏虚，正气亏虚。所以补益精气，使肾气充足，先天之气充足，才足以滋养后天，后天再反补先天，人体将日益强壮，症状即可减轻，病情的发展得以控制，这有利于患者减少发作次数，提高其生活质量。肾为一身之根本，在治疗上，宋代杨士瀛在其《仁斋直指方论》中给出了治病大法及方药，"凡咳嗽暴重，动引百骸，自觉气从脐下逆奔而上者，此肾虚不能收气归元。当以地黄丸、安肾丸主之，毋徒从事于肺，此虚则补子之义也"。明代赵献可也遵《仁斋直指方论》之意，认为治疗咳嗽暴重之类疾病时，提倡以六味地黄丸滋肾水以止咳。所以古人云：万病不治求之于肾，保养好肾之元气，人体气血就可充盈起来，抵御各种疾病，从而益寿延年。徐艳玲教授在其临床治疗中，针对 COPD 发病多年的患者，着重肾气的虚损，应用七味都气丸为底方进行加味，其效如桴鼓，疗效显著。

病案举例

患者刘某，男，73 岁。

2017 年 10 月 9 日。

初诊：患者以"咳喘反复发作 30 年，加重 1 个月"为主诉来诊。该患者反复出现咳喘 30 余年，多因遇冷空气或闻到异味而发作。1 个月前洗澡后，未做好保暖，自觉受凉出现咳嗽、发热、咽痒、流涕、头痛、四肢酸痛等症状，家中自服 VC 银翘片、感康药后，诸般症状好转，唯有咳嗽症状加重，而后又出现活动后喘促气短，欲寻求中医药治疗遂来就诊。现症见：咳嗽频作，咳黄白相间色痰，质黏、量多，稍动则喘促气短、乏力，咳嗽症状于夜间加重，纳尚可，夜寐差，大便稀，小便可，舌红苔白腻，脉细数。体格检查：听诊两肺可闻及散在干、湿啰音。血常规：白细胞 $9.1×10^9$/L；中性粒细胞百分比 83%。DR 示：双肺纹理增强。肺功能：FEV_1 68%，FEV_1/FVC 56%，支气管舒张试验阴性。过敏原检测未见异常。

中医诊断：喘病（痰热郁肺，肺肾气虚）。

西医诊断：慢性阻塞性肺疾病急性发作。

治法：清热化痰，补肺益肾，止咳平喘。

方药：予七味都气丸加味，熟地 20 g、山药 15 g、泽泻 10 g、山茱萸 15 g、牡丹皮 15 g、茯苓 15 g、五味子 15 g、白术 15 g、黄芪 25 g、桑白皮 15 g、地骨皮 15 g、黄芩 15 g、前胡 15 g、杏仁 10 g，15 剂，1 剂 /d，水煎服，煎出 600 mL，分 3 次，饭后半小时温服。

嘱其避风寒，少食辛辣、油腻、生冷的食物。

2017 年 10 月 23 日。

二诊：咳嗽明显减轻，咳痰减少，色转白，喘促气短，症状也较前减轻，夜寐可，二便常，舌淡红苔白，脉弦滑，听诊双肺闻及散在湿啰音。此乃用方得效，由于痰色转白，脉诊弦滑，热象消失，故在原方减去桑白皮、地骨皮、黄芩，加紫菀 15 g、款冬花 15 g，

15 剂，服法同前。

2017 年 11 月 6 日。

三诊：咳嗽咳痰好转，偶有喘促气短，夜间症状无加重，听诊双肺未闻及明显湿啰音，舌淡红苔薄白，脉弦。应患者需求以冬季进补，改为膏方一剂，予以补肺益肾、健脾扶正，方用：熟地 200 g、山药 150 g、泽泻 100 g、山茱萸 150 g、牡丹皮 150 g、茯苓 150 g、五味子 150 g、白术 150 g、黄芪 250 g、党参 200 g、防风 100 g、黄芩 150 g、桑白皮 100 g、麦冬 150 g、前胡 150 g、杏仁 100 g、陈皮 150 g、炒枳壳 150 g、阿胶 150 g、鹿角胶 150 g、黄酒、蜂蜜若干，1 剂 / 月，院内熬制，每日早晚空腹分次服用 100 mL。1 个月后随访，患者感觉良好，疗效稳定，要求续服 1 剂以巩固。嘱其避风寒，调饮食，病变随诊。

按四诊合参，此为年老素体肺肾气虚，卫外不固，遇外感而诱发，痰热内郁于肺，失其宣降所致的咳嗽。初诊：风寒束表，皮毛闭塞，营卫不和，故早期症见咳嗽、发热、咽痒、流涕、头痛、四肢酸痛等症状；而后邪气入里化热，内里滋生痰湿，互相搏结，痰热郁肺故咳嗽较前频作，咳痰色黄白相间；本自肺肾气虚，痰热进一步影响正虚，故可见有稍动气喘，咳嗽症状夜间加重；肾气虚衰，先天无以温养后天，故见便溏之征；舌红苔白腻，脉细数，表明外有痰热之象，喘咳、乏力主机体气虚。故该证属痰热郁肺，肺肾气虚，方用七味都气丸加味。二诊：咳嗽明显减轻，咳痰减少，喘促气短症状也较前减轻，此为肺肾得以补益，痰色转白，脉诊弦滑，表明热象消失，故去清肺热之药，加紫菀、款冬花以加强止咳化痰之功。三诊：患者诸般症状好转，仅偶有喘促气短，又时值冬季，转用膏方以扶正补虚，强健五脏，集中体现了《内经》"正气存内，邪不可干"的预防思想。徐艳玲教授用七味都气丸 + 玉屏风散为底方滋阴补肾，稳固肺卫，加阿胶补肾填精，鹿角胶壮元阳、补益精血，党参益气健脾，麦冬养阴润肺，黄芩、桑白皮清肺化痰，前胡、杏仁止咳平喘。为免膏方内滋腻之品妨碍脾胃运化，更配伍理气之品陈皮、炒枳壳。正确使用膏方，以达到最佳疗效，体现了灵活辨证，善用经方之法。

2. 肺间质纤维化

2.1 中医学对肺间质纤维化的病名认识

在中医古代文献中，没有发现与肺间质纤维化完全相对应的病名。由于其临床表现为咳嗽、咳痰，后期出现进行性加重的呼吸困难，同时又具有慢性进行性或反复发作等特点，故通常都被列入"咳嗽""喘证""痰饮""肺痿""肺痹""肺胀"等门中。根据《素问·玉机真藏论》"病入舍于肺，名曰肺痹……发咳上气"及《素问·痹论》"皮痹不已，复感于邪，内舍于肺……"的论述，结合现代研究，可以认为肺间质纤维化当属"肺痹"范围；根据汉·张仲景《金匮要略·肺痿肺痈咳嗽上气病脉证治第七》"寸口脉数，其人咳，口中反有浊唾涎沫者何？师曰：为肺痿之病"及清·李用粹《证治汇补·胸膈门》"久咳肺虚，寒热往来，皮毛枯燥，声音不清，或咳血线，口中有浊唾涎沫，脉数而虚，为肺之病"，又可以认为肺间质纤维化多有外邪袭肺，损伤肺脏，继而累及脾肾，引发喘促气急的症状，当属中医"喘症""肺痿"范畴。清·尤在泾在《金匮要略心典·肺痿肺痈咳嗽上气病》中所言："痿者萎也，如草木之枯萎不荣，为津烁而肺焦也。"此言很形象地描述了肺痿病因为津涸而致干枯皱缩，这与肺间质纤维化"肺体积缩小"的表现相符，故归属于中医的"肺痿"比较合适。

2.2 肺肾气阴亏虚为肺间质纤维化发病之根本

《素问·评热病论》曰："邪之所凑，其气必虚。"正气亏虚常常是导致各种疾病的主要原因。徐艳玲教授认为肺间质纤维化以呼吸困难、动则尤甚、干咳少痰、易于外感、乏力等肺肾气阴亏虚征象为特征，故对于本病来说肺肾气阴亏虚为发病之根本。肺开窍于鼻，上通咽喉，外合皮毛，司呼吸，为一身气之主。首先，肺司呼吸，是指肺是体内外气体交换的场所，通过肺呼浊吸清，吐故纳新，促进了人体气的生成，调节着气的升降出入运动，使体内外气体不断交换以维持人体正常的生命活动，正如《素问·阴阳应象大论》所说："天气通于肺。"其次，肺主一身之气，是指一身之气都归肺主管。《素问·五脏生成》篇云"诸气者，皆属于肺"，主要体现在两个方面：一是气的生成，肺在气的生成中主要生成宗气。人体通过肺的呼吸运动，把自然界的清气吸入于肺，与脾胃所运化的水谷精气，在肺内结合而积于胸中，形成人体的宗气。宗气走息道而司呼吸，贯心脉而行气血，通达内外，周流一身，从而促进全身之气的生成。如《灵枢·决气》云："上焦开发，宣五谷味，熏肤，充身，泽毛，若雾露之溉，是谓气。"二是对全身气机的调节作用，肺有节律的呼吸对全身之气的升降出入运动起着重要的调节作用。实际上二者都隶属于肺司呼吸功能，肺的呼吸均匀和调，是气的生成和气机调畅的根本条件。一旦肺丧失了呼吸功能，而肺气虚，宣降失权，气逆于上，且宗气生成不足，则见咳喘无力、声低气怯等表现。肺司呼吸的功能，有赖于肺的宣降运动，呼即宣发，吸即肃降。只有保持肺与呼吸道的清肃，才能使气道通畅，呼吸自如。若不能保持其清肃，则可影响肺司呼吸的功能，导致呼吸不畅、气逆于上，出现咳嗽、气喘等症状。故《素问·至真要大论》云："诸气膹郁，皆属于肺。"《素问·脏气法时论》云："肺病者，喘咳逆气。"肺居至高之阳位，上接天气，以行呼吸；外合皮毛，以宣卫津。由于肺位最高，故肺气运行虽有宣发、肃降两方面，而最终是以降为主，称肺为"阳中之阴"。又肺在五行属金，金性本燥；肺与秋气相通，而秋气亦燥。燥邪最易灼伤肺津，可引起肺阴甚至全身阴液的严重损耗，阴亏则阳旺，燥热遂生，肺叶失濡养，萎缩变性，丧失正常的生理功能，而出现干咳少痰、午后潮热等表现。肺的肃降功能，亦依赖于肺阴的作用，阴与阳相反，其特性就是主下降、主肃杀。故只有肺阴充足才能使金不受火刑，而濡润、肃降之力强，使气的升降出入运动协调通畅，全身生命活动正常。若肺阴亏虚，则肺失凉润，气不下降而上逆，而见咳喘、逆气、干咳、少痰等症。故肺气阴亏虚，易导致肺间质纤维化发生。

肾主水，为封藏之本，精之处也，主纳气，为气之根。清·林珮琴在《类证治裁·喘症论治》中云："肺为气之主，肾为气之根。肺主出气，肾主纳气，阴阳相交，呼吸乃和。"可见，呼吸固然是肺的功能，其中呼气是依靠肺的宣发作用，吸气是依靠肺的肃降作用，但是吸气的降纳，必须得到肾摄纳作用的帮助才能很好地完成。也就是说，肺的吸气一定要依靠肾的摄纳，才能维持其深度。肺间质纤维化多发生在 50 岁以上人群，此时肾气渐衰，《素问·上古天真论》曰："女子……七七，任脉虚，太冲脉衰少，天癸竭，地道不通，故形坏而无子也。丈夫……六八，阳气衰竭于上，面焦，发鬓斑白；七八，肝气衰，筋不能动；八八，天癸竭，精少，肾脏衰，形体皆极，则齿发去。"故肺间质纤维化呼多吸少、动则尤甚的表现与肾虚不纳气、气不归根相关，而其常见气短而脉数之象，又与张锡纯在《医学衷中参西录》中所云："不纳气之喘，其脉多数相合。肺属金，肾属水，金为水之母，金能生水，水能润金。"生理上二者之间的阴液可以相互资生，病理上二者又相互影响。肺气虚日久，可母病及子，导致肾气虚弱；反之，肾中精气亏虚亦可影响肺气，而使其不足。这是因为肾为先天之本，内藏元阴元阳，是全身阴阳的根本，既能充养五脏使其荣昌，亦常因五脏之损受到耗伤。肾阴与肾阳在生理情况下保持着相对的平衡，一旦肾阴不足，则水不足以制火，火无所制而虚热内生，火灼伤肺，子侮其母而致水亏火炽金伤，出现干咳少痰、声音嘶哑、咽喉干燥、形体消瘦、腰膝酸软、舌红少苔等肾阴虚之证。故肺肾两脏相互配合，功能协调，呼吸才能顺畅自如，肺肾气阴亏虚易导致肺间质纤维化发生。

2.3 补益肺肾之气阴为求本之治

《素问·阴阳应象大论》曰："治病必求于本"，根据肺间质纤维化"肺肾气阴亏虚"的病机特点，徐艳玲教授临证治以金水相生法，即滋养肺肾的治法，方用七味都气丸进行治疗。七味都气丸出自《医宗己任编》（清·杨乘六），又名都气丸，系六味地黄丸加五味子，作蜜丸，亦可作汤服。功能以滋养肺肾、纳气平喘，主治肾虚喘咳。首先六味地黄丸之六药皆主润，故其可滋润肾水，以制阳光，为"壮水之主，以制阳光"之意。其次从药性使用上看，以滋腻之品补益肝脾肾三脏，又以宣泄之品以疏导之，以使补而不腻，滋而不滞。方中熟地甘温滋腻之品，滋肾阴、益精髓；山萸肉酸温收敛之品，补养肝肾、涩精固肾；山药甘平滋润之品，补脾阴以滋肾，共成三阴并补以收补肾治本之功。泽泻配熟地而降肾浊；牡丹皮配山萸肉以泻肝火；茯苓配山药而渗脾湿，使补中有泻。正如清·费伯雄在《医方论》中所言："有熟地之滋补肾水，即有泽泻之宣泄肾浊以济之。有山萸肉之温涩肝经，即有丹皮之清泻肝火以佐之。有山药之收摄脾经，即有茯苓之淡渗脾湿以和之。药只六味，而大开大合，三阴并治，洵补方之正鹄也。"明·张景岳也曾云："善补阳者，必于阴中求阳，则阳得阴助而生化无穷；善补阴者，必于阳中求阴，则阴得阳升而泉源不竭。"肾中之阴阳水火互根，孤阴不生，故于纯补峻补之中阴阳互生，以达到阳中求阴之效。六味地黄丸具有使阴旺阳化之妙用，六味可滋其化源，使阴与阳齐，则水能制火，而水升火降，斯无病矣。在此基础上加五味子酸温收涩之品，上敛肺气，下滋肾阴，全方共奏滋养肺肾、纳气平喘之效。

徐艳玲教授认为本病辨病当"观其脉证，知犯何逆，随证治之"。偏于虚寒者加入桂枝、干姜、炙甘草，辛甘合化，重在温中焦之阳以暖肺，乃培土生金之意；偏于虚热者加入麦冬、知母、玄参、半夏，清虚热、止火逆、降肺气；久病夹瘀者加赤芍、川芎、桃仁、当归以活血化瘀；痰白量多者加入陈皮、半夏等以燥湿化痰，使气顺痰消；痰黄黏稠者加入黄芩、瓜蒌、桑白皮，以清热肃肺化痰。诸药共用，益肺肾之气阴而扶助正气、祛瘀、化痰，达到了正虚兼顾、标本同治之法。与清·喻嘉言在《医门法律·肺痿肺痈门》中提出的肺痿治则"缓而图之，生胃津，润肺燥，下逆气，开积痰，止浊唾，补真气，散火热"一致。

3. 支气管哮喘

哮病质"本虚标实"，发时如此，缓时亦然。哮病反复发作、缠绵难愈，缓解期病症不显，但可见气短、动则尤甚或哮喘持续状态等表现，所谓"痰饮留伏，结成窠臼，潜伏于内"。由于肺虚不能化津、脾虚积湿或肾虚水泛，津液凝而成痰，以致邪实正虚，进而病发。发时多以邪实气盛为主，痰浊壅盛、瘀血阻络，致气机郁滞，可见喘促痰鸣，张口抬肩，胸闷气滞，面色青晦，甚则喘不能卧。若病日久肺脾肾俱虚，则发作时可见喘促气短、动则尤甚等病症表现；见肺肾两虚时，肺肾摄固失职，则正虚可与邪实同时出现；至喘脱危证，更应攻邪与扶正固脱双管齐下，若时时拘泥于"发时治标"之说，则错失施救佳机。故徐艳玲教授云："法其宗不离其本，发时以邪实为主，治以祛痰利气，攻邪治标；日久则由实转虚，治当扶正祛邪兼施，采取祛痰同时补肺、健脾、益肾等法；然发时未必全为标实、缓期未必俱为本虚,临证施治需要抓住整体观念、治病求本、辨证论治,才能有更好的临床疗效。"

《素问·至真要大论》有云:"诸气膹郁,皆属于肺"。肺为华盖,主气,司呼吸,若痰气搏结气道,致使肺道狭窄,则宣发肃降失其常态,导致呼吸困难、喘促气短;然气机宣降出入,引动伏于肺之宿痰,则可伴发痰吼哮鸣之音。故哮病的病机为痰气互搏,主要损及的脏器是肺。而痰生之于肺脾肾三脏——肺失输布津液,脾失输运精微,肾失蒸化水液,以致津液凝滞,聚积成痰。因饮食不当者病源在脾,因素质不强者多以在肾,因外感病邪者是为肺卫。肺叶娇嫩且开窍于鼻,外主皮毛,与气候密切相关,故遇气候突变、忽然由热转寒,或秋冬寒冷时节,哮病发病较高;而吸入花粉、螨尘、刺激气味等,影响肺气升降,也可导致哮喘的发生。哮病长期发作、反复发作,伤及脾肾之阳,或灼烁肺肾之阴,均可出现肺脾肾三脏俱虚之象。是而病始发于肺,累及脾肾,导致胀满,最终形成肺气不能敛降之肺胀。当肺肾两虚时,肺气不能调动血液运行,命门之火不能上济心阳,痰浊壅盛兼累及于心,甚或发生喘脱危证。

由于肺在哮病的发病中起着至关重要的作用,徐艳玲教授在治哮时极其重视肺脏的调治。哮喘初发,多由外感所致,以邪实为主。此时病症比较单纯,病程较短,病情尚未累及其他脏器,可称之为"病变在肺"阶段。临证施治紧扣病情,治以驱邪调肺,或宣、或肃、或清、或泻,充分发挥"既发以攻邪气为急"之意。

哮病日久,正气必虚,故患者在哮喘缓解期常常表现出肺气虚乏之象,应培益正气,从本调治。若肺脏已虚,则治当补虚、滋阴、润燥。①肺气虚证,症见:平素易感冒,每遇气候变化则发病,喉中时有哮鸣,声低气短,恶风自汗,咳清稀样白痰,舌淡苔薄白,脉细弱。治以补肺固卫。方选玉屏风散,药用黄芪、白术、防风等随症加减。②肺阴虚证,症见:咳嗽,咳白黏痰,量少,神疲形瘦,手足心热,口咽干燥,舌红少苔,脉细数。治以滋阴润肺、止咳化痰。方选养阴清肺汤加减,药以黄芩、沙参、桑叶、麦门冬、金银花、连翘、生地、玄参、白芍、浙贝等。③气阴两虚证,症见:咳喘日久,气阴两伤者。治以益气养阴。方择参苓白术散加减,药用黄芪、五味子、山药、玉竹、麦冬、桔梗、甘草等。哮喘缓解期在早期阶段应紧抓肺虚这个特点，以补益为则，采用益气养阴、气阴双补的方法，调理肺的虚象，增强肺卫的固护之能，预防外邪侵袭，此即"未发以扶正气为主"之意。

清代林珮琴在《类证治裁》中云："肺为气之主，肾为气之根，肺主出气，肾主纳气，阴阳相交，呼吸乃和，若出入升降失常，斯喘作焉。"阐述了肾脏与哮喘发病有相当密切的关系。若肾所藏之精不足，则肾气摄纳无权，浊气上浮，可表现为喘促气短、呼吸表浅；若肾阳虚缺，则气化无力，津液停滞，凝聚成为宿痰而上伏于肺，伏痰每由外邪诱引而搏结于气道，肾阳不充则痰饮不化，致使病程趋于慢性发展且反复发作的状态。肾乃先天之本，若肾阳不足，则无以化气固体，导致机体虚弱，易感非常之邪（各种致敏因素）入体。肾之于肺若子之于母，子虚则必夺母气而自养，是故肾虚者必致肺虚，肺虚则宣肃失去制约，发而为哮。若肾气不足，则禀赋先天不足，造成易感体质，所以哮喘患者大多发病于幼年，后随年龄的增长，肾中精气的日益充实，一些患者可逐渐自愈。若哮喘未愈且反复发作，则肾虚更甚，至成年后极难治愈，病情迁延，终致脏腑阴阳俱虚。

《王旭高医案·痰喘》曰："喘哮气急……治之之法，在上治肺胃，在下治脾肾，发时治上，平时治下。"表明了王氏在哮病缓解期重视立法治肾的观点。徐艳玲教授在治哮时非常重视肾脏的调治，提出在缓解期可运用补肺、益肾、健脾等治法，尤以益肾为要。哮喘病位由肺及脾至肾，为病情逐渐加重的表现，全因肾乃先天之本，为五脏之本，精气不充则根本不固。若在早期就补益肾元，温养中阳，收纳耗散之真元，则可使症状减轻，增强患者体质，控制病情发展，并有利于患者平稳的脱离对激素的依赖，减少哮喘发作次数。①肾阴虚证，症见：盗汗颧红，腰酸腿软，五心烦热，舌质红，少苔，脉细数。治以滋阴补肾，方宜六味地黄丸加减，药用熟地、山茱萸、山药、泽泻、丹皮、茯苓、五味子等。②肾阳虚证，症见：畏寒肢冷，小便清长，腰膝酸软，舌胖苔淡白，脉沉细。治以温肾助阳，方选金匮肾气丸化裁，药用地黄、制附子、茯苓、山茱萸、丹皮、肉桂、菟丝子等。③肾虚不纳证，症见：喘促明显者，治以补肾纳气，方用参蛤散加减，药用人参、杏仁、云苓、蛤蚧等；若喘息更甚者，症见：呼多吸少，汗出如油，喘促欲脱，应急以参附汤送服黑锡丹，以扶阳救逆，镇气固脱。

此外，徐艳玲教授认为支气管哮喘缓解期的治疗应将扶正与祛邪相互结合起来。法从调益肺脾肾三脏，以恢复其生机。若肺、脾、肾三脏同补，则可以改善患者的体质，消除气道炎症反应，提高机体的免疫能力，增强气道的防病能力，从而减少哮喘的发作。这样才能更好地体现哮喘缓解期治疗的根本目的——治本。

二、从痰瘀相关理论论治肺系疾病

1.肺结节

1.1 痰瘀致病

《医林绳墨·积聚》记载："积者阴也，五藏之气，积蓄于内以成病也……症之所因，皆因痰之所起，气之所结耳……积者，痰之积也。"由此可见，肺结节的重要病机在于痰瘀。肺朝百脉、主治节的生理特性，导致肺脏的病理表现常见生痰积瘀，痰瘀易相互胶结，积聚成块则为病。痰瘀既为肺结节发生过程中气血津液代谢异常中所产生的病理产物，又在本病形成中扮演重要角色。喻昌云："痰得以居之，痰入既久则阻碍气道，而气之奔入者复结一囊如蜂子之营穴，日增一日故治之甚难。"痰浊为阴邪，呈黏滞、胶着、重浊之性，易凝结化成有形之邪，易流窜，且常夹瘀血为患，故致使肺结节病势变幻无端，缠绵难愈；痰饮内生，阻塞气道，气机不畅，进而血行不畅，日久则血络生瘀。《素问·举痛论》篇云："血泣不得注入大经，血气稽留不得行，故宿昔而成积矣。""瘀"乃滞留体内之离经之血，属有形之邪，性易停滞瘀积形成结节、肿块，即中医所言的"癥瘕积聚"概念。唐容川《血证论》有言："须知痰水之壅，由瘀血使然……血瘀积久，亦能化为痰水"，若瘀血停滞脉内，妨碍脉道运行，又使气机不畅进一步加剧，津液代谢失常，反加重湿蕴痰生，痰瘀相互影响加重。《灵枢·刺节真邪》云："津液留之，邪气中之，凝结日以易甚，连以聚居，为昔瘤。"《灵枢·百病始生》云："汁沫与血相搏，则并合凝聚不得散，而积成矣。"肺是储痰之器，湿浊痰瘀易内停于肺，日久痰挟瘀胶结凝滞，正如朱丹溪所言："自积成痰，痰夹瘀血，遂成窠囊"，最终发为肺结节，影响肺的结构和功能。且痰瘀痹阻肺络，肺络不通，反过来阻碍了肺的宣发肃降功能，又形成恶性循环，使病情反复进展、肺结节日益增大。

1.2 从痰瘀论治肺结节

1.2.1 从痰论治

1.2.1.1 治痰重视脏腑

百病皆由痰作祟，怪病多痰。痰是肺结节的主要病机，痰与肺、脾、肾三脏紧密相联。《证治汇补·痰证》有曰："脾为生痰之源，肺为贮痰之器"。肺为水上之源，主治水，通调水道，宣发津液于皮毛以润泽肌肤，肃降上源之水使津液周流不滞，若失调则聚湿成痰；脾主运化，升清降浊，乃水液代谢的枢纽。《素问·经脉别论》篇曰："脾气散精，上归于肺"，可见肺通调水道的功能亦有赖于脾升发精微的作用以弥散输布津液。若脾土虚弱，脾失健运，水湿不化则聚水津凝成痰。清阳下陷，浊阴上犯则痰浊阻肺，土不生金则肺失润养，肺燥灼津化痰。《证治准绳》言："治痰宜先补脾，脾复健运之常而痰自化矣。"临床可用薏苡仁、陈皮、白术、半夏、扁豆等健脾化湿，脾脏得以升健，可绝生痰之源，佐以柴胡、葛根、升麻等升提脾气，以助散精于肺。培土生金，脾土得旺，肺金自生；肾主水，乃水脏，司气化，肺为水之上源，肾为水之下源，两者相互为用，协同发挥水液输布及排泄的作用。根据传统五行理论，金水相生，肺属金，肾属水，母病则及子，肾气亏虚，水亏火败。一方面肾火衰败，蒸腾气化不利，水湿泛滥聚而成痰，另一方面肾水亏虚，阴火内生，灼津炼液而成痰。故治痰也不离治肾，用茯苓、车前子、石韦等肺肾同调，奏化痰之功。

1.2.1.2 治痰先治气

《丹溪心法·卷二·痰》有云："善治痰者，不治痰而治气；气顺，则一身之津液亦随气而顺矣。"肺结节的发生与气和痰息息相关，气行不畅则影响津液输布，是津液停滞、聚液为痰的关键病机。痰饮形成又反过来阻塞气机运行，以致痰气互结发病。

肺气以降为和，气逆于上则见咳喘，用旋覆花、葶苈子、苏叶、紫菀、款冬花等配合降气。肝主升，肺主降，乃是全身气机升降之枢纽。若升降失司，肺之宣降被扰，易生积聚。肝失疏泄，气机郁滞，横逆犯脾胃；气郁化火，木火刑金，干扰血行津布，日久内生瘀痰，互结成块。用柴胡、郁金、薄荷等调达气机，以助肺气宣发肃降有序，调气柔缓而不损及阴，调达气机，且可防气郁化热，痰热胶结，顽痰难消。以健脾理气，疏肝理肺为大法治疗肺结节，注重对肝、肺之气的调理，善用桔梗、枳壳二药，一升一降，通过理肺气，行气消痰，复其宣发肃降功能，疗效显著。

1.2.1.3　用药主以温药和之

《金匮要略》提出痰饮用药原则："病痰饮者，当以温药和之。"《金匮要略编注二十四卷》解释道："此言痰饮属阴，当用温药也。"意为与痰饮为病的疾病，应当以温性药物治疗，温而化之痰可消，此为温化法。从痰饮的病理特性角度，痰饮性质属阴，阴具有寒冷、凝聚等特性，温药和之便可化、可消，正所谓"离照当空，阴霾自散"。从温药的药物特性角度，可将其划分为甘温、苦温、辛温3类。甘温类药物具有滋补、调和以及缓和的作用，能够补充脾肾之阳气，达成温阳化痰的功能；苦温类药物则有燥湿、助阳化湿的功效，能够燥脾土，达到燥湿化痰，以温行之的作用；而辛温类药物具备行、散的效用，能够透发阳气、开通毛孔、畅通水道，通过发汗、利尿的方式，为痰饮寻找疏泄之路，达到化痰散结的功效。"温上焦"以助肺脏宣发肃降之功，"温中焦"以助脾脏运化输布水湿之功，"温下焦"以助肾脏主水气化之功，三焦脏腑得温和之，津液得布，温化痰饮，进一步消散有形之积，肺结节便可弥散为无形之物。清代医家王旭高提出："积聚之证，大抵寒多热少，虚多实少，桂枝、肉桂、吴茱萸为治疗积聚之要药。"

此外，临症还需要根据肺结节患者寒热虚实等辨证论治，因病制宜遣方用药。张景岳云："治痰宜分缓急。风寒之痰，宜从辛散；脾胃之痰，宜去湿滞，兼扶中土；肾水虚泛之痰，宜壮水之源；阴火乘肺之痰，宜滋津液；火邪之痰，宜用清降。痰在膈上，在经络，及胶固稠浊者，非吐不去。"《金匮翼·痰饮统论》云："热痰则清之，湿痰则燥之，风痰则散之，郁痰则开之，顽痰则软之，食痰则消之，在上者吐之，在中者下之。"

1.2.2　从瘀论治

肺结节的病程是一个漫长的过程，邪伏日久，暗耗正气，故易生虚致瘀，具有"久病由气及血、入络化瘀"的病机特点。如叶天士所言:"初为气结在经,久则血伤入络。"久病耗损肺之气阴,络脉失养,津液运行受阻,日久痰浊凝滞、血运不畅,渐则痰瘀胶结,化为积聚,瘀阻肺络。故从瘀论治,当机体内痰瘀得化,结节自然亦无以化生。临床根据病性虚实,病情进展分期,结节大小、性质等不同巧用散瘀药物。虚者用川芎、桃仁、赤芍、红花、当归等药物可养血活血化瘀、逐邪散结而不伤正;肺内结节之病位多在肺细小络脉中,因此结节病邪顽固,久结已铸成其"形",实性结节可予莪术、路路通、三棱、丹参、山慈姑等化瘀通络、破瘀消癥;对于高密度、磨玻璃密度结节等,多为顽瘀日久,化癥成毒,其"体"已坚,提示病位较深,其势恶性风险较大,故非虫类药而不能深达,需要借助虫蚁搜风活血、攻毒散结,可用全蝎、蜈蚣、地龙、蜂房、僵蚕之类。从现代医学角度而言,肺结节病患者多数累及血管,因此,活血化瘀类药物可使肺部微循环得到改善,促进血管再生,疏通脉络,阻断病理进展,促使病情转复。总而言之,应重视从痰瘀论治,以消痰活血,软坚散结为轴贯穿肺结节治疗的始终。

2. 肺源性心脏病

慢性肺源性心脏病主要症候为反复喘促气短、动则尤甚、咳嗽、咳痰,严重时可有面唇发绀,舌质暗红等特点,中医证属痰瘀标实,风疾内伏于肺,故每于感受外邪或是脏腑功能失调引动风疾而发病。其基本病因病机为痰瘀标实阻肺、正气本虚耗损。并基于《内经·经脉别论》"饮入于胃,游溢精气,上输于脾。脾气散精,上归于肺,通调水道,下输膀胱。水精四布,五经并行。合于四时五脏阴阳,揆度以为常也"关于津液的正常的生理输布的理论,进一步阐述津液代谢失常的病理代谢产物为痰饮,肺金为脾土之子,久病肺气亏虚,子盗母气,脾病不能正常输散津液,聚而成痰,上归于肺而成浊痰。痰贮于肺,阻碍气机,气机不畅,则发咳嗽、咳痰、胸胀满、气短。久咳耗气,肺气虚母病及子,肺肾气虚,肾不纳气而发喘。肺主气,肺气虚则清气不足,脾胃为后天之本,肾为先天之根,脾肾亏虚则精化无源,肺脾肾虚,宗气不足,行血无力,停而成瘀。血瘀则出现口唇发绀。痰瘀同源皆为阴精为病的病理产物,为标实之邪。痰停气滞,气滞血瘀,痰瘀相互交结致病，致使疾病缠绵不愈。痰饮是机体水液代谢功能失调后形成的病理产物，痰饮产生后又可作为独立的致病因素影响机体，导致机体发病。肺、脾、肾功能失调，不能共同协调发挥作用，导致痰饮在体内形成。肺主行水，肺气通过宣发和肃降的作用调节水液输布，若肺气宣降功能不能正常发挥，则津液停聚，不能正常布散，化生痰饮；脾主运化，易被湿邪困扰，若脾运化功能不能正常发挥，则水谷精微不能正常输布，聚为痰饮；肾主水，若肾阳不足，气化不利，则水液停积，聚为痰饮。瘀血是肺源性心脏病的另一个病理产物，痰饮久停，易阻滞气机、经络，脏腑气机不畅，血液运行缓慢，导致气滞血瘀、气虚血瘀，瘀血形成。痰饮、瘀血来源相同，相互影响，共同影响机体，二者均是脏腑功能不能正常发挥，水液代谢功能失常后形成的病理产物，痰饮和瘀血一旦形成，导致疾病反复发作，经久难愈，加重治疗困难，影响预期治疗效果的实现。

《素问·经脉别论》所载："饮入于胃，游溢精气，上输于脾，脾气散精，上归于肺，通调水道，下输膀胱，水精四布，五津并行"。表明水液正常输布与肺、脾、肾关系密切。随着痰饮学说的进一步发展，汉·张仲景《金匮要略·痰饮咳嗽病脉证并治》最早对痰饮进行了专篇的详细论述，并提出了"病痰饮者，当以温药和之"的治疗原则，沿用至今。张景岳《景岳全书》提出痰源于津液血气，"脏腑病，津液败，留而为痰"的理论，五脏之病俱能生痰，皆起于脾肾，指出治痰的根本是使之不生。徐艳玲教授认为肺脾肾虚是痰瘀产生的根本原因，痰瘀阻肺是肺心病发病的基本病机，谨从"治病求本"的原则，提出温肺健脾化痰、活血祛瘀、培土生金的基本治法。指出肺源性心脏病以痰浊、瘀血标实为主，急则治其标，重在健脾化痰、活血祛瘀，同时当治标固本，因为肺心病反复发作者，肺脾肾三脏渐虚，即使在发作期亦可见到气短、动则尤甚、乏力、自汗出等正虚邪实之象，当以治肺为要，虚实兼顾；稳定期以本虚为主，缓则治其本，偏于健脾补肺、温肾纳气，且当标本兼顾，缓解期亦可见到痰鸣血瘀之证，也应参以活血化瘀祛痰之品，以冀祛除"夙根"，减少复发。现代研究亦表明临床使用活血化瘀治疗方法，能够扩张血管，降低血液黏稠度，改善微循环，通畅血流，降低肺动脉压，改善心肺功能，增加组织器官的血氧供应，加速渗出物的吸收和炎症的消退，从而达到改善通气和缓解症状的目的。

本症临床常见症见：喘促气短、动则尤甚，咳嗽，咳引胸痛，喘逆气憋，口唇发绀，面色灰滞，爪甲紫暗，颈部青筋暴露，舌紫暗有瘀点或瘀斑，舌苔白腻或黄腻，舌下脉络迂曲，脉弦涩等。治疗当活血化瘀，方用桃仁四物汤加郁金、皂角刺、地龙、旋覆花、白芥子。若见胸膈满闷、心下痞坚、面色黧黑、舌紫苔白、脉沉紧者，为水停心下、上迫于肺，多见于合并于肺心病者，可加用桂枝、丹参、茯苓、葶苈子、川芎、赤芍、泽兰、泽泻、苏子等，以达到活血化瘀，利水定喘之功。

病案举例

患者蔡某，男，64岁。

以慢性咳喘反复发作30年，加重伴发热1周为主诉入院。

患者30年来反复出现咳嗽、咳痰，每于季节交换时加重，每年持续3个月以上，经抗感染化痰解痉对症治疗有效，患者4年前出现活动后喘促、动则尤甚。1周前感冒后上述症状加重，咳嗽、咳黄痰，量多质黏，喘促、胸闷气短，夜间不能平卧，伴有发热，下肢水肿，尿少，大便干，纳差，不寐。诊其舌脉：舌质暗红，苔黄厚腻，脉弦滑。入院体格检查：体温39.1℃，心率93次/分，呼吸27次/分，血压140/80 mmHg。患者神志尚清，言语不连续，呼吸急促。球结膜水肿（＋），面唇发绀，颈静脉怒张（＋），肝颈静脉回流征（＋）。桶状胸，肋间隙变宽，触觉语音震颤减弱。肺部叩诊过清音，肺肝界位于右锁骨中线第六肋间隙。双肺听诊呼吸音减弱，呼气延长，可闻及广泛痰鸣音，双肺底可闻及湿啰音。心前区无隆起，心浊音界正常，心音低钝，律齐，心率93次/分，肺动脉听诊区 $P_2 > A_2$，余瓣膜听诊区未闻及明显病理性杂音。肝在右侧锁骨中线肋缘下3 cm，可触及，肝质地稍韧，边缘清楚，表面光滑，轻度压痛，脾未触及。双下肢指压痕（＋）。血常规：白细胞$12.3×10^9$/L，中性粒细胞比值89％，血气分析：氧分压55 mmHg，二氧化碳分压65 mmHg，碳酸氢根26 mmol/L，肾功心肌酶正常，心电图示：窦性心动过速，肺性 P 波，轻度 ST-T 段改变。心脏彩超：右心室大，右心室内径 25 mm。

诊断：

中医诊断：喘证（热痰证）。

西医诊断：慢性阻塞性肺疾病急性发作期合并感染，慢性肺源性心脏病心功能Ⅱ级，Ⅱ型呼吸衰竭。

治则：清热化痰、宣肺平喘、活血化瘀。

方剂：麻黄 7.5 g（先煎）、石膏 25 g（包，先煎）、杏仁 10 g、黄芩 15 g、瓜蒌 15 g、地骨皮 15 g、桑白皮 15 g、丹参 15 g、前胡 15 g、地龙 15 g、茯苓 15 g、川贝 15 g、麦冬 15 g、芦根 15 g、葶苈子 15 g、甘草 15 g，上方 7 剂，每剂煎至 300 mL，每次 100 mL，每日 3 次口服，嘱其禁食辛辣食物。

二诊：喘促气短症状明显缓解，痰量减少，痰色转白，夜间可平卧，睡眠较前改善，大便略稀，纳差，乏力，舌苔亦由黄厚腻转薄白，但舌质仍暗，上方去黄芩，瓜蒌，葶苈子，加用焦三仙 15 g，黄芪 30 g，川芎 15 g，药 7 剂同上法服用。

三诊：咳嗽、咳痰症状好转，舌质暗，舌苔薄白，继续服用上方 15 剂。

【按语】肺心病多由于痰瘀内伏，外感六淫之邪而诱发。此例系久病肺脾肾虚，痰瘀内伏，外邪侵袭，引动内邪，肺气壅闭，肺气上逆而发病。治疗重在健脾化痰、活血祛瘀，清宣肺气平喘。方中麻黄辛苦温，宣肺平喘；杏仁苦微温，肃降肺气而止咳平喘；石膏甘寒，入肺胃，清肺胃之热平喘而不伤阴；三者配伍，宣发肃降以平喘。黄芩、瓜蒌、桑白皮、地骨皮清热化痰，茯苓健脾以化痰，川贝清热化痰，前胡降气化痰，丹参、地龙活血化瘀，地龙兼解痉平喘。诸药合用，健脾化痰、活血化瘀、清宣肺热以止咳平喘。二诊喘促气短症状明显缓解，痰量减少，痰色转白，夜间可平卧，睡眠较前改善，大便略稀，纳差，乏力，舌苔亦由黄厚腻转薄白，但舌质仍暗，邪实渐去，正虚亦现，徐艳玲教授指出此时正虚邪恋，予驱邪同时兼以扶助正气，去攻伐寒凉的黄芩、瓜蒌、葶苈子，予以加用黄芪、川芎加强补气活血之功。患者临床脾胃功能较差，本例患者纳差，加用和胃消食之品以助消化。三诊患者临床症状基本消失，但舌质仍为瘀血之相，继续服用原方，以巩固疗效。徐艳玲教授指出本病发时未必全从标治，当治标固本，因为反复发作者，肺脾肾三脏渐虚，即使在发作期亦可见到气短、动则尤甚、乏力、自汗出等正虚邪实之象，当以治肺为要，虚实兼顾。

3. 肺间质纤维化

肺间质纤维化的病机错综而复杂，徐艳玲教授在苦习经典的基础上，结合自身多年临床辨证施治的体会，提出了"虚—痹—痿"三环节的发病机制：素体先天禀赋不足，肺肾气阴两虚，卫外功能失调，感受外来之邪；而正气亏虚、无力推动血脉运行，则痰浊瘀血气滞等内邪自生。内外合邪，易化热化火化燥内伤于肺。日久由气及血、由经及络，痰瘀气滞邪热交互、阻滞肺络。虚实相互影响转化、反复迁延不愈而加重本病，由上盛发展为下虚，导致肾虚症状进一步加重、成肺肾亏损之证，终致肾不纳气，金水无法相生。本病迁延缠绵难愈，若见阴损及阳，可致阳气无以运化阴津，津液不得输布，不仅失其濡润之功，更聚津成痰，加重实邪阻滞肺络。致络虚不荣、络脉瘀阻，肺脏失于水谷精微之濡润滋养、终成肺叶紧缩而痿弱不用。"虚—痹—痿"（虚为本、痹为标、痿为终）三环见痿中有痹、痹中有痿，虚实夹杂，以肺肾气阴两虚为本、痰瘀邪实痹络为标，而痰瘀痹阻的标实更是病理产物与致病因子的双重结合。三环节节相扣，变化多端而难测，交错复杂而缠绵难愈。

"五脏皆有所合，病久而不去者，内舍于其合也……皮痹不已，复感于邪，内舍于肺，所谓痹者，各以其时重感于风寒湿之气也"。又云："凡痹之客五脏者，肺痹者烦满喘而呕。淫气喘息，痹聚在肺……其入脏者死"。清代医家罗美曰："凡七情过用，则亦能伤脏气而为痹，不必三气入舍于其合也。所以然者，阴气静则神藏，躁则消亡，故气不养而上逆喘息，则痹聚在肺"。秦景明在《症因脉治》中言："肺痹之成因，或形寒肢冷，或形热饮热，肺为华盖，恶热恶寒，或悲哀动中，肺气受损，而肺痹之症作矣。"均阐明"肺痹"之病，源于肺脏气虚，后感受外邪如风寒湿之邪，或先由肌表受邪继入于肺脏、或直接内蕴于肺，亦指出受七情等内因影响也可导致"肺痹"的发病，且难以治愈，预后不良。而肺间质纤维化不仅其发病病因包含以上所述，而且"肺痹"临床表现在肺间质纤维化疾病中亦可见。张景岳在《类经》中指出："痹者，闭也，风寒湿三气杂至，则壅闭经络，气血不行而病为痹。"沈金鳌在《杂病源流犀烛》中认为："痹既入肺，则脏器痹而不通。"《中华医学大辞典》亦释肺痹"此证因肺为浊邪阻闭，失其清肃降令，故痹塞不通。"均指出其基本病机为邪实壅塞闭阻肺之经络。由此可见，"肺痹"发病的病机与肺间质纤维化病机中的邪实闭阻肺络过程是一致的。无疑与中医辨证的瘀血阻滞、肺络痹阻相通，说明本病存在着气血不行、肺络痹阻的病机。而本疾病的终末期，见肺脏实变、体积缩小，即为"肺叶痿弱不用"的外在体现。

在临床辨证上，针对痰瘀阻滞标实之证，治以活血散瘀、化痰散结。瘀血在本病的发生发展过程中，不仅是病理产物、更是致病因素。瘀血不除则虽用尽其法，而疗效不现。在本病的见症之中，除肺系咳喘症状外，亦常见患者面色晦暗，口唇爪甲发绀，舌质紫暗，舌下静脉迂曲，脉沉弦或涩等症。治宜活血化瘀，以通肺络。常选用药：丹参、川芎、赤芍、当归、黄芪、桃仁等。黄芪虽为补气之品，然其行瘀之功亦不可没，因此徐艳玲教授在治疗本病时，常在活血药中配伍之。阴虚内热、肺燥津伤，令脾胃转输之津液从热而化，煎熬为痰；若阴损及阳、肺虚有寒，则可致气不化津，津液不得输布，津反为涎。痰为肺之浊液，因此无论临床见症有无咳痰，其在疾病的发生发展中均有存在，身为邪实而阻滞肺络、痹阻气机、与瘀血互结。徐艳玲教授在治疗之时，遵从仲景所制痰饮病的治疗法则："病痰饮者，当以温药和之"：借助于"温药"振奋阳气，通调水道，以温化肺痰阴邪；而"和之"指在温阳的同时并用行消开导、调和脾胃之品。阴湿之邪缠绵难愈，不能速去，因此其中又包含了缓而图治的思想。常选用药：桂枝、茯苓、泽泻、白术、甘草等。若症见咳吐痰涎，则在其基础上先辨痰，后随症加减：热痰可加瓜蒌、桑白皮、金银花；湿痰可加半夏、陈皮；燥痰可加贝母、沙参。

三、从肺胃相关理论论治肺系疾病

1. 肺胃相关的含义与范畴

肺系疾病是指在外感或内伤等因素影响下，造成肺功能失调和病理变化的一类病证。陈修园《医学三字经·咳嗽》亦言："然肺为气之主，诸气上逆于肺则呛而咳，是咳嗽不止于肺，而亦不离于肺也。"其根本病位在肺，虽然"不离于肺"，但又"不止于肺"，与其他各脏腑均有联系。《素问·咳论》篇言："五脏六腑皆令人咳，非独肺也""此皆聚于胃，关于肺"，这是对咳嗽病机的高度概括，说明虽"五脏六腑皆令人咳"，然而咳嗽与肺胃两脏关系最为密切。《灵枢·本输》言："大肠小肠皆属于胃。"《伤寒论》云："阳明之为病，胃家实是也""阳明病，谵语有潮热，反不能食者，胃中必有燥屎五六枚也"，此"胃"实指胃与大肠而言。故从功能上讲广义的胃当包括脾、胃和大肠。从经络联系来看，手太阴肺经和手阳明大肠经为表里两经，足阳明胃经和足太阴脾经相表里，肺与脾同属太阴，胃与大肠同属阳明，同名经经气相通，相互为用，成为肺胃在气机升降上相互协调的理论依据。从气机升降角度来看，肺主肃降，胃主通降，同主降气。"降"为肺气、胃气运动形式和方向的共同特性，肺胃共同参与维系人体脏腑气机升降出入相对平衡的状态。此外同名经经气相通，相互为用，亦为肺胃在气机升降上相互协调的理论依据。肺与胃相助为用，肺主气，其肃降为胃之通降之基础；而胃之通降也是肺之肃降之必要条件。脾胃为脏腑气机升降的枢纽，若脾胃升降失常，必然影响肺主治节以及肺气宣发肃降功能，而出现肺气郁滞、肺失宣降、肺气上逆诸证。肺欲收，胃喜降。虽然肺司宣降，宣降相因，但肺气通于金，以收敛为务，以肃降为主。胃为六腑之一，"六腑者，传化物而不藏"，其气主降，以通为用，胃气和顺通降，可以助肺气下行。肺与大肠相表里，大肠主传送糟粕，其传导化物，赖肺气推动。胃肠皆为腑，以通为用，若大肠传导失职、腑气不通，亦可引起肺气肃降失常，导致咳喘难以平息。《血证论》引黄坤载曰："人之大便，所以不失其常者，以肺主传送，而肠不停，肝主疏泄，而肛不闭。""魄门亦为五脏使"，大便通调则有利于胃气和降，肺气肃降。《素问·厥论》云："阳明厥逆，喘咳身热。"指明了阳明腑实气逆作喘咳的特点。

《素问·逆调论》亦云："不得卧而息有声音者，是阳明之逆也"，朱丹溪在《症因脉治》中说："诸经皆令人喘，而多在肺胃二家。"

2. 运用肺胃相关理论辨证论治

2.1 和降肺胃之气逆

肺胃以和降为顺，肺胃相邻，出入殊途却共呼吸门，肺胃同主降，胃气上逆亦可循经影响肺气上逆。阳明腑实、气逆犯肺而致喘咳，治当以肃肺降胃之法。脾胃为人体气机升降之枢，若脾胃升降失常、气机壅滞，则势必影响肺主治节和肺气宣降功能，而出现肺气郁滞、肺失宣降诸证；胃阴不足，肺失滋润，则可出现干咳、痰少鼻燥、咽干等症。若肺气失于宣降，则可影响胃气和降，而出现肺胃气逆之候。此病证相当于现代医学中的胃食管反流性咳嗽，主要表现为慢性干咳，咳嗽频作，少痰，进食后及夜间咳嗽明显加重，口苦口干，胃脘痞闷，胃中嘈杂，时有反酸嗳气，大便不爽，胃纳较差，食后胃脘不适。往往有慢性胃炎、胆汁反流病史。徐艳玲教授认为"降"为肺气、胃气运行形式和方向的共同性，参与维系人体脏腑气机升降出入相对平衡的状态，故在治疗时应该抓住"降"字，和降肺胃之气逆。常以半夏泻心汤加减治疗此类病证。主张治疗应重在治胃，肺胃同治，寒温并用，辛开苦降，攻补兼施，消痞止嗳，调畅气机，和胃降逆，肃肺止咳。并配合调整生活方式，嘱其规律饮食，避免精神紧张。应用制酸剂，胃肠动力药，治疗之后使脾胃寒热并调，升降复常，肺气肃降，使咳嗽及胃脘痞闷等诸证得到控制，收效颇佳。

病案举例

患者丁某，男，53岁。

2018年6月17日。

初诊：慢性咳嗽2年余。夜间为甚，咳少量白色黏痰，伴有口苦口臭便秘。详询其症，知其常有烧心泛酸之苦，饮酒后尤甚，咽喉至胃脘有烧灼感，胃脘痞闷，胃镜示慢性胃炎、胆汁反流。诊其舌脉为：舌淡苔黄，脉弦滑。诊断为慢性咳嗽（胃食管反流性咳嗽），治则：和胃降气以肃肺止咳。方用半夏泻心汤合旋覆代赭汤加味：黄芩15 g，黄连5 g，姜半夏6 g，干姜5 g，党参15 g，炙甘草15 g，旋覆花15 g，代赭石10 g（包，先煎），北沙参15 g，石膏25 g（先煎），苦杏仁10 g，枇杷叶15 g。4剂，每日1剂，常法水煎至300 mL，每次100 mL，每日3次口服。忌食酸辛、油腻、寒凉食物，嘱其调整生活方式，戒酒。

二诊：烧心反酸之症减轻，咳嗽减轻，大便通畅，口臭已除，乃用方得效，继服7剂。

三诊：继用前方后胃系症状与干咳基本缓解，舌、脉基本恢复常态。

【按语】徐艳玲教授分析本病由胃病引发，脾胃居中焦，为阴阳升降之枢纽，脾为阴脏，其气主升，胃为阳腑，其气主降。饮食所伤，使寒热错杂中焦、脾胃升降失常，胃失和降，气逆于肺，肺失肃降而致，治疗上当从胃着手。选用半夏泻心汤，辛开苦降，调畅气机，和胃降逆，肃肺止咳；合旋覆代赭汤以降逆化痰、益气和胃；方中党参、甘草之类甘温益气，健脾养胃，亦体现培土生金之法；加味沙参，考虑干咳久咳必伤阴津，用其养阴清肺、益胃生津；枇杷叶归肺胃经，既清肺热化痰止咳，还可清胃热降胃气。徐艳玲教授认为"胃"应为广义之胃，包括脾、胃、大肠。《灵枢·本输》曰："肺合大肠，大肠者，传道之府。"肺与大肠相表里，大肠传导功能是胃降浊功能的延伸。若大肠传导失职，腑气不通，亦可引起肺胃之气上逆，徐艳玲教授诊治肺系疾病，必询问大便以察胃肠之气是否通顺，惯用通腑降气之法使肺气得以肃降。故方中重用生石膏，因其辛寒，能清肺胃之热；杏仁宣降肺气、化痰止咳。此方融汇了滋养肺胃、温补肺胃、培土生金以及通腑降气之法，使脾胃寒热并调，升降复常，肺气得以宣发肃降。

2.2 温散肺胃之寒饮

肺胃，经络相连，如《灵枢·经脉》言："肺手太阴之脉，起于中焦，下络大肠，还循胃口，上膈属肺"；《灵枢·忧恚无言》云："足阳明胃之脉，起于鼻之交頞中……下鼻外……循喉咙，入缺盆，下膈，属胃络脾，""喉咙者，气之所以上下者。"肺与胃以经脉相连，受邪之后，往往通过经脉相互传变，《素问·咳论》篇说："皮毛者，肺之合也，皮毛先受邪气，邪气以从其合也。其寒饮食入于胃，从肺脉上至于肺则肺寒，肺寒则外内合邪，因而客之，则为肺咳。"外感寒邪经皮毛内传于肺，寒饮入胃，循肺脉上至于肺，则风寒束表，寒饮内停于肺。正如《灵枢·邪气脏腑病形》所言："形寒寒饮则伤肺。"张景岳注曰："肺脉起于中焦，循胃口，上膈属肺，故胃中饮食之寒，从肺脉上于肺。"宋·杨仁斋曾云："肺为娇脏，外主一身之皮毛，内为五脏之华盖，形寒饮冷，最易得寒……所以内外交侵，动则邪气窒塞矣。"脾胃与肺共同参与水液代谢，并发挥着重要的作用。脾主运化水液之作用，有赖于肺气宣发和肃降功能的协调；肺之通调之职，亦尤需要脾气运化之力，才能正常。如《素问·经脉别论》云："饮入于胃，游溢精气，上输于脾，脾气散精，上归于肺，通调水道，下输膀胱，水精四布，五经并行。"可见人体正常生理情况下，水液输布与肺胃脾肾四脏有关。四脏中又以脾胃为主，脾胃运化失职，不能输布水精，上归于肺导致肺气不足。肺气不足，则肃降无权，不能下交于肾，肾气不足，则气化失常，水液停滞，聚为痰饮，这说明痰饮来源于脾胃。尤在泾说："痰者食物所成，故痰质稠而饮质稀也。"而痰饮又是导致咳嗽之有形病邪，故有"脾为生痰之源、肺为贮痰之器"之说。肺胃在病理上常互相影响，通过经脉相互传变，如《素问·咳论》曰："其寒饮食入于胃，从肺脉上至于肺"，张景岳注曰："肺脉起于中焦，循胃口，上膈属肺，故胃中饮食之寒，从肺脉上于肺。"清·张璐《张氏医通·诸气门》亦云："岐伯虽言五脏六腑皆令人咳其所重全在肺胃，而尤重在外内合邪四字。"《伤寒论》的小青龙汤证，患者除恶寒、发热、身疼痛、喘咳等病变外，尚有干呕等症状，外感寒邪即是通过经脉传及于胃，使胃气上逆而致。

肺为水之上源，肺气宣发肃降，通调水道，脾主运化水湿，肺脾胃共同参与水液代谢。陈修园《医学三字经》曰："盖胃中水谷之气，不能如雾上蒸于肺而输诸藏，只是留积于胃中，随热气而化为痰，随寒气而化为饮，而胃中既为痰饮所滞，而输肺之气亦必不清而为诸咳之患矣。"可见痰饮根源于脾胃，正所谓"脾为生痰之源，肺为贮痰之器"。痰饮是肺病咳喘的基本病理因素，《金匮要略》中把痰饮与咳嗽并为一篇，可见痰饮虽可引起多种疾病，然而与肺系疾病关系最为密切。痰饮病的形成，是因为人体阳气虚弱，气化不行，水液停聚而致。饮为阴邪，具有遇寒则聚，遇温则行，得温则化的特性。《素问·至真要大论》言："诸病水液，澄澈清冷，皆属于寒。"水饮本质属寒，理当温化，"寒者热之"。同时饮邪最易伤人阳气，阳被伤则寒饮难以运行。盖肺主气，司呼吸，开窍于鼻，外合皮毛，内为五脏华盖，其气朝会百脉而通他脏，不耐寒热，是为娇脏。故感受外邪，常首先犯肺。六淫邪气中又以寒邪伤肺最为多见，《灵枢·邪气脏腑病形第四》言"形寒寒饮则伤肺"，强调了外寒里饮尤易伤肺而发为咳喘。西医之支气管哮喘、慢性阻塞性肺疾病、肺间质疾病患者病情缠绵反复，常在气候寒冷时发病或加重。从发作的时间来看，多见于夜间加重。徐艳玲教授认为此痰为有形之阴邪，昼则阳旺而气浮，痰饮难以肆虐；夜则阳伏而气沉，痰饮阴邪乘虚冷而作祟，故本病常于子夜前后发作或加重。寒饮伏肺证涵盖了现代医学的气道慢性炎症、气道高反应状态及气道重塑等在内的病理生理过程。彻底祛除留伏之痰饮，才能控制病情进展，预防复发，而这一目标的实现远非现代医学单纯的抗感染或解痉所能达到。汉代医家张仲景为后世创立了"病痰饮者，当以温药和之"的痰饮病证治疗大法。饮为阴邪，遇寒则凝，遇温则行，得温则化，治疗上当温肺和胃蠲化寒饮。《金匮要略》对于寒饮郁肺咳嗽上气的证治，"咳而上气，喉中水鸡声，射干麻黄汤主之。""咳逆倚息不得卧，小青龙汤主之。"

徐艳玲教授在临床上注重从肺胃入手，温肺化饮，以温药和之。在治疗支气管哮喘、慢性阻塞性肺疾病、肺间质疾病、慢性咳嗽等患者属于寒痰冷饮伏肺，兼外感寒邪，或者不兼表寒者，症见咳痰清稀泡沫，遇寒加重者，活用小青龙汤加减，外散风寒，内蠲水饮，开合有度，散收相制，痰消饮化，咳止喘平，收效甚佳。若寒饮有化热趋势的表现，常在方中加生石膏。若喘息不能平卧者加葶苈子以泻肺平喘，除胸中痰饮。若肺脾俱虚，表卫不固，汗出易感者合玉屏风散以益气固表。又云"温药和之"并非痰饮病的唯一治法，方中既可有麻黄、细辛、干姜、生姜、白术、桂枝、半夏等温药以温振阳气、散寒行水，亦可用甘草、茯苓、杏仁等性平之品以利水、调和药性，若病情需要，寒饮郁肺日久化热，还要加用生石膏、葶苈子等寒凉药物以清热除烦、宣降肺气，临床应随证化裁。如"肺胀，咳而上气，烦躁而喘，脉浮者，心下有水，小青龙汤加石膏汤主之。"可见，欲从根本上祛除郁肺之寒饮，要用温药调理，以"和"为原则。

病案举例

患者陈某，女，62岁。

反复痰鸣气喘5年，遇冷病情加重，曾于外院确诊为哮喘。半月前感冒后哮喘复发，住院系统治疗后哮喘基本得到控制，现症见：仍畏风恶寒，夜间喘重，平卧易憋醒，咳大量白色稀痰，腹胀，纳差，喜热饮，身体沉重，小便少，大便尚可。体格检查：舌淡苔白滑，脉浮紧。双肺呼吸音粗，双肺可闻及干鸣音，下肢轻度水肿。CT：未见明显异常。予小青龙汤加减：炙麻黄7.5 g（先煎），桂枝15 g，干姜10 g，细辛3 g，半夏6 g，白芍20 g，五味子15 g，炙甘草15 g，白术15 g，黄芪25 g，茯苓15 g。4剂，每日1剂，常法水煎至300 mL，每次100 mL，每日3次口服。

二诊：患者仍畏寒，咳喘减轻，咳痰黄白相间，下肢水肿减轻，小便正常，大便略干燥，舌红苔薄黄，故将干姜减为5 g，加生石膏25 g（先煎），继服7剂。

三诊：症状明显好转，大便通畅，继服7剂，同时送服玉屏风颗粒。

【按语】此方继承了张仲景创立的"病痰饮者，当以温药和之"之痰饮病治疗大法。徐艳玲教授曰："'内伏之痰'是哮证的'夙根'；'温'者，为借助于温药以温振阳气，腠理开发，通调水道，使饮邪从表从下分消而去；'和之'是指温药不可太过，亦非燥之、补之，而应以和为原则。""伤寒表不解，心下有水气，干呕，发热而咳，或渴，或利，或噎，或小便不利，少腹满，或喘者，小青龙汤主之"及"咳逆倚息不得卧，小青龙汤主之"对应此证。方中麻桂相须为用，麻黄能发汗、平喘、利水，配桂枝则增强通阳宣散之力；干姜、细辛为臣，温肺胃之寒而化痰涤饮，兼助麻桂解表；配以五味子酸收敛肺，芍药和营养血，既增强平喘之力，又制约诸药温燥之性；半夏燥湿化痰、和胃降逆，亦为佐药；炙甘草益气和中，调和药性；黄芪、白术、茯苓，亦为苓桂之意，培土生金。二诊中考虑寒饮挟热，饮为阴邪，治当温化，切忌寒遏，唯有石膏辛甘而寒，寒能清热，辛则走而不守，故有清肺胃之热而无寒遏之弊，亦为"温药和之"之旨。外寒已祛之后，阳气亏虚，卫外不固，故患者仍畏寒，辨证施治，予玉屏风颗粒以温阳益气固表，增强机体和气道的防御功能和御寒能力。

2.3　滋养肺胃之阴液

肺胃同为喜润恶燥，肺主气，可宣散津液以滋养全身，若雾露之溉，肺脏本身应以润泽为顺。同时，肺气通于燥，燥邪入于内，易伤肺津，或内燥肺伤，因此认为肺喜润而恶燥。《素问·天元纪大论》言："阳明之上，燥气主之"，所以外感邪气入六腑多从阳化热，耗伤津液，正如叶天士所言"阳明燥土得阴始安……胃喜柔润。"在生理状态下，胃之水谷精微通过脾之散精而至于肺，肺得水谷精微之滋润，其又通过宣降把精微气血散布至胃，胃始得精微滋养。两者相互维系，密不可分。在病理状态下，肺热肺燥不能将津液宣降至胃而致胃伤；胃热也可灼伤肺金，胃燥源泉干涸，致肺无以受气，因此临床上两者多在热邪为患方面相互影响。从五行角度讲为母子关系，阴液可以互补，胃土充盛，肺有所主，若胃虚血少，土不生金，则肺胃气阴亏虚。

俞根初在《通俗伤寒论·秋燥伤寒》中云："《黄帝内经》云：'燥热在上'，故秋燥一证，先伤肺津，次伤胃液，终伤肝血肾阴。"俞氏根据秋燥将病情进展分为初、中、末3个阶段，并确立了"上燥治气、中燥增液、下燥治血"的治疗大法。其中"中燥增液"是针对秋燥病后期，燥热渐退，肺胃阴液已伤，根据《素问·至真要大论》"燥者濡之"，当治之以益胃润肺，叶天士还提出肺胃阴虚"以理肺养胃进以甘寒"治疗，其在《幼科要略》中云"病减后余热，只甘寒清养胃阴足矣"，通过甘寒法治疗温热、燥热伤及肺胃阴分及体虚老幼胃气衰弱之人，常选方桑杏汤，清燥救肺汤，沙参麦门冬汤之类，以滋养肺胃之阴，润降肺胃之气。徐艳玲教授谓：肺胃阴虚证用药，当以甘寒为宜，切忌苦寒。正如吴鞠通所言："温病燥热，欲解燥者，先滋其干，不可纯用苦寒也，服之反燥甚。"观其药物，沙参、麦冬、天花粉、玉竹、麻仁、人参、甘草、阿胶之类均是滋养肺胃阴之品。

西医之慢性咽炎、支原体肺炎、肺间质疾病等呼吸系统疾病，这些疾病同样的缠绵难愈，往往表现为长期反复的干咳。徐艳玲教授认为慢性肺源性心脏病急性加重期合并心力衰竭、呼吸衰竭普遍存在肺胃阴液亏虚的问题，此与病程长，进食少以及应用糖皮质激素、利尿剂导致离子紊乱和酸碱失衡密切相关。往往表现为口干渴，舌红少苔等肺胃阴虚之证。正如叶天士所说："见咳治肺，生气日愈矣。""从来久病，后天脾胃为要。""脾胃一虚，肺气先绝。""肺无所资，至咳不已。"喻嘉言亦指出："济胃中津液之衰，使道路散而不结，津液生而不枯，气血利而不涩，则病自已。"因此，徐艳玲教授在治疗此证时，注重保持内环境的稳定，时时顾护阴津。治以甘寒柔润，滋养肺胃之法，常用沙参麦冬汤、增液汤加味，使肺胃之体得以濡养，津液复、虚火降、逆气平，咳喘诸证可愈。

病案举例

患者邱某，男，62岁。

2019年11月21日。

初诊：咳嗽半月为主诉来诊。患者于半月前旅游归来突然发热，伴咳嗽气急，咳痰少，胸痛。曾于医院行肺CT：右肺中野模糊片影；支原体抗体1：160。诊断为支原体肺炎，应用头孢菌素、阿奇霉素等治疗热退，咳嗽仍不减。现症见：干咳，连声作呛，咽喉痛，气逆而喘，鼻干唇燥，胸闷痛，心烦口渴，微恶风寒，舌红苔黄少津，脉细数，小便黄，大便尚可。

中医诊断：咳嗽（温燥伤肺）为感受秋季温燥，燥邪伤肺，肺失清润。

西医诊断：支原体肺炎。

治疗：清燥润肺止咳。

方剂：桑杏汤加减，药用：桑叶 15 g，杏仁 10 g，薄荷 5 g，浙贝母 15 g，沙参 15 g，栀子 15 g，金银花 15 g，芦根 15 g，天花粉 15 g，牛蒡子 15 g，生石膏 15 g（先煎），知母 15 g，生甘草 15 g，5 剂，水煎服，每日 1 剂。

二诊：干咳大减，咽痛好转，无恶风寒，仍胸闷并伴气短乏力，口渴，大便燥结，舌红苔黄少津，脉细数。上方加生地 20 g，玄参 15 g，7 剂，水煎服，每日 1 剂。

三诊：仍时有干咳，胸闷气短，乏力，口舌干燥而渴，不欲饮食，大便通畅，舌红少苔，脉细。上方去金银花 15 g，薄荷 5 g，加麦冬 20 g，党参 15 g，玉竹 15 g，半夏 6 g，5 剂，水煎服，每日 1 剂。

四诊：患者症状基本好转，继服上方 5 剂以巩固疗效，后未再复诊。

【按语】本案为秋燥之证，"秋伤于燥，上逆而咳，发为痿厥"，燥邪伤肺，肺失清润而致咳嗽。"燥者润之""上焦如羽，非轻不举"，治以辛凉甘润、轻宣燥热之桑杏汤加减，5 剂之后，干咳大减，咽痛好转，无恶风寒，仍胸闷并伴气短乏力，口渴，大便燥结，舌红苔黄少津，脉细数。师曰：此乃上焦燥热得以清肃，然温燥致病，耗液伤津，肺与大肠因燥热所伤。治当以清燥滋阴润肠，遂上方加生地、玄参取增液之意；三诊时，时有干咳，胸闷气短，乏力，口舌干燥而渴，不欲饮食，大便通畅，舌红少苔，脉细。徐艳玲教授指出，此之为秋燥后期，余邪已大部分消退，肺胃气阴未复之候。治以益气养阴、清养肺胃。重用麦冬、沙参以润养肺胃为主，半夏下气化痰，半夏与麦冬相伍，滋阴而不腻，降气化痰而不燥，党参、甘草养胃益气，以资生津之源，亦为培土生金之法的体现，使津液得生，肺胃之阴得复，此之谓益胃润肺。

2.4　通降肠腑之热结

肺主气，司呼吸，主治节，主宣发、肃降。大肠为传导之府，主津、主排泄糟粕。"肺者，相傅之官，治节出焉。""大肠者，传导之官，变化出焉。"

肺主治节是大肠按正常规律传导的基础，是肺协助心治理和调节脏腑按正常规律运行的功能。因此，大肠的正常传导功能也有赖于肺气的治节作用，肺的治节功能正常，大肠传导功能正常，大便通畅。大肠是传化糟粕之腑，大肠传导正常，腑气通畅，气机调顺，启闭有度，则有助于肺的宣降。全身的水谷精微及津液有赖于肺的宣发作用来完成，故而大肠的濡润也有赖于肺的输布、宣发功能。肺主宣发是大肠得以濡润的基础，使大肠不致燥气太过而便秘，犹如"河道不枯，舟能行之"，即肺的宣发功能正常，能布津则大肠濡养正常，津液旺盛而大便通畅。肺主肃降是大肠传导功能的动力，推动了大肠的传导功能，协助大肠把糟粕向下排出，直至排出体外。正如唐容川《医经精义·脏腑之官》所说："大肠之所以能传导者，以其为肺之腑。肺气下达，故能传导。"肺主通调水道是大肠润燥的枢纽。肺为水之上源，通调水道，参与水液代谢，能输布津液以滋润大肠，《素灵微蕴·卷四》指出："肺与大肠表里同气，肺气化津，滋灌大肠，则肠滑而便易。"同时大肠亦参与水液代谢，能吸收大肠中之水分，使大肠水分不致过多，从而使大便成形，以保证大肠的"燥化"功能。

肺与大肠生理上的密切联系，是二者病理上相互作用、相互影响的基础。《素问·咳论》曰："肺咳不已，则大肠受之。大肠咳状，咳而遗矢。"《症因脉治·卷三》曰："肺气不清，下遗大肠，则腹乃胀。""肺与大肠相表里"，大肠司职传导，为肺所主五脏之气的驱使，"魄门亦为五脏使"，肺气肃降，则大肠传导正常；反之，若大肠传导失职，腑气不通，邪热与肠中燥屎互结，实热壅滞肠中，气机不得通降，肺气不得肃降，也可引起肺气上逆，导致喘息难以平卧、短气等症。西医之肺炎、支气管哮喘发作期、慢性阻塞性肺疾病急性发作期、肺源性心病呼吸衰竭、呼吸窘迫综合征等出现腹胀、便秘时相当于此证。徐艳玲教授在临床上诊治肺系疾病时，尤为注重询问大便情况以察胃肠之气是否顺达。当出现此类病证时常采用降气通腑之法，不仅可使大肠通降之性顺达，而且可使壅遏之肺气随之和降。常选用石膏、大黄、瓜蒌等有泄热通腑之功用的药物，并根据大便情况调整用量，以大便通畅，肺胃之气和降为度。

在治疗的诸多哮喘患者中，尤其是属于痰热证候时，徐艳玲教授善于从大肠来论治。哮喘在《丹溪心法》一书中被描述得相当透彻，朱丹溪指出"哮喘专主于痰"。痰在人体内凝聚，伏藏于肺，则可成为发病的潜在"夙根"，一旦在气候、饮食、情志等因素的诱发下便可发为哮喘。热哮则是哮喘中以喉中痰鸣如吼，喘而气粗息涌，咳痰色黄，黏浊稠厚，汗出，口渴喜饮，舌质红，苔黄腻，脉滑数或弦滑为典型证候的一种分型。徐艳玲教授认为热哮每每发病时，起病较急，而且因体内有热常常伤及肠道，表现为肠热腑实之证，治疗时可选用宣白承气汤。宣白承气汤是《温病条辨》中之方剂，《温病条辨》中所述："喘促不宁，痰涎壅滞，右寸实大，肺气不降者，宣白承气汤主之。"方中所用苦辛淡法，以杏仁、石膏宣肺气之痹，以大黄逐肠胃之结，徐艳玲教授解此方时常说，方中石膏宣肺气，大黄承大肠之腑气，杏仁、瓜蒌既可宣肺又可承气，方中应用承降腑气之法：一则承腑气以肃降上逆的肺气，二则泄肠热以存肺津（急下存津），津液得存则肺得濡润，肺得濡润则宣降有常，从而喘证得解。此外从急则治其标的角度来看，通腑气泄肠浊远比降肺逆来的要快，这对于缓解哮喘患者的急性发作和改善患者急性期的部分症状有着重要临床意义。对于哮喘，徐艳玲教授在治疗时所善于应用的药物还包括厚朴、苏子等，这些药物除有理肺气、降肺逆的功效外，更主要的是有承接胃肠腑气的作用，所以在运用时往往可以取得很好的治疗效果，这也是由大肠来治疗肺病的重要体现之处。

2.5 培补脾肺之虚弱

脾胃与肺在生理上是相生关系。肺属金，脾属土，按五行生克关系，则土能生金，脾为肺之母，肺为脾之子。肺金在生理功能上依赖脾土，脾气健旺是肺脏功能正常的前提。在病理上存在着"母病及子"和"子病犯母"的关系，这种五行上的相生关系为培土生金治疗肺病提供了理论依据。徐艳玲教授认为肺胃当共为后天之本，人体之精气是生命活动的物质基础，是人体生命活动的动力。人体精气来源有三：一是禀受父母的先天之精；二是来自饮食水谷中的精气；三是摄取的自然之气。水谷之精气源自脾胃，自然之清气有赖于肺取，因此则有"肺胃共为后天之本"之说。正如《素问·六节藏象论》所言："天食人以五气，地食人以五味。"肺主气，既主呼吸之气，又主一身之气，肺是体内外气体交换的主要场所，人体通过肺，从自然界吸入清气，呼出体内的浊气，从而保证体内新陈代谢的正常进行。肺主气，司呼吸的功能主要通过鼻来完成。如《素问·六节藏象论》所言："五气入鼻，藏于心肺。"宗气是肺吸入之清气与脾胃运化而来的水谷之精气相结合而成，故肺与宗气的生成相关密切，因此，肺主一身之气是以脾胃为气血生化之源为前提的，正如《医碥》所云："饮食入胃，脾为运行其精英之气，虽曰周布诸脏，实先上输于肺，肺先受其益，是为脾土生肺金，肺受脾之益，则气愈旺，化水下降，泽及百体。"脾胃主受纳、腐熟水谷，其精微物质"变化而赤，是谓血"，故脾胃为气血生化之源。

《素问·阴阳应象大论》言："脾生肉，肉生肺。"依照五行生克关系，肺属金，脾属土，土生金，脾为肺母，为相生关系。《灵枢·动输》言："胃为五脏六腑之海，其清气上注于肺，肺气从太阳而行之……"明·张景岳《类经·论脾胃》："土为万物之本，脾胃为脏腑之本，故上至头下至足，无所不及。"《脾胃论》有"百病皆由脾胃衰而生"之论。脾胃为后天之本，脾胃化生气血水谷精微亦为肺提供营养，因此肺金在生理功能上依赖脾土，肺气的盛衰在很大程度上取决于脾气的强弱，脾气健旺是肺脏功能正常的前提。故有"肺为主气之枢，脾为生气之源"之说。《灵枢·营卫生会》言："人受气于谷，谷入于胃，以传于肺，五脏六腑皆以受气"，《灵枢·动输》言："胃为五脏六腑之海，其清气上注于肺，肺气从太阳而行之……"可见后天精气的滋养是人体生长发育的基本条件，肺与胃缺一不可，肺胃为后天之本。脾胃与肺具有相生关系，肺主气而脾益气，肺所主之气来源于脾胃所化水谷的精气，脾胃亏虚也首先影响肺。脾健胃纳正常，则气血充旺，腠理卫外固密，贼邪难以入侵，此即所谓"正气存内，邪不可干"。

若脾胃虚弱，中虚失运，精微不化，乏于升降，水湿不运，聚为痰饮；金乏土培，痰饮伏肺，则见咳、痰、喘诸症；且肺脾两虚，营卫失谐，卫外不固，外邪极易客袭，而出现恶寒，畏风自汗，喷嚏流涕等，此为肺系咳喘长期反复、缠绵难愈之主要内在原因。当土病不能生金，或肺病而脾虚无以资肺时，若通过补益脾脏这个后天之本，使得中气足，气血旺，从而使肺脏受益的这种治疗方法被称为"培土生金法"。培土生金法的理论依据即是脾胃为后天之本，气血生化之源，人体五脏六腑皆赖脾胃生化之水谷精微所养，若脾胃虚弱，则气血生化不足，五脏六腑也失其所养，故《脾胃论》有"百病皆由脾胃衰而生"之论。徐艳玲教授在临床上针对肺病久治不愈之时，常求之于脾。正如陈士铎《石室秘录》中所云："治肺之法，正治甚难，当转以治脾，脾气有养，则土自生金。"此外，脾虚与人体免疫力的下降也有着极为密切的联系。其实人体卫气的生成有赖于脾气的运化，卫气充足后全身的肌表就可得到护卫，外邪也就不得入侵，即所谓"正气存内，邪不可干"。因此，健脾补肺法有助于增强人体的正气，从而减少外邪对肺的损伤。

咳喘日久，肺气亏虚，或子病及母，肺胃俱损的支气管哮喘，慢性阻塞性肺疾病、肺结核、肺间质纤维化、肺肿瘤等肺系病症。徐艳玲教授认为治疗上当从肺胃入手，健脾益肺，培土生金。因为，脾胃为水谷之海，气血生化之源，人体脏腑组织功能活动皆依赖脾胃。脾气健则肺气充，卫气固则抗御外邪能力增强，从而切断疾病反复发作的诱因。"脾为生痰之源"，故健脾胃又是杜绝生痰之源的关键，从而剔除宿根。肾藏精，脾胃充足则能起到补益精气的作用，故有"补肾不如补脾"之说。脾胃为气机升降的枢纽，脾为"后天之本""主气血生化"。正如清·喻昌在《医门法律·肺痈肺痿门》所言："凡肺病有胃气则生，无胃气则死。胃气者，肺之母气也。"

脾虚及肺多见气短不续、咳嗽、喘息之疾。《医宗必读》云："脾病则肺金失养，非惟肺气孤危，而失下降之令，且浊气上升，喘急咳嗽皆有之。"《证治准绳》言："凡肺之病，若脾气虚冷，即不能相生，而肺气不足，则寒邪易感，故患肺寒者皆脾寒得之治宜培补脾脏，母气壮则子疾自愈。""子盗母气"，肺病亦能传脾。清·尤在泾《静香楼医案》中言："久咳，损及中州，食减神倦，则肺无所资。""久咳便溏，为肺脾俱病。"此时若仅以补肺为治，多难取效，因润肺药多易滑肠，补肺药多易碍胃，宜培土生金，健脾益气，肺得谷气滋养，咳嗽泄泻自愈。脾主运化水湿，若脾虚不运，水湿内停，聚而为痰为饮，上犯于肺，可见咳喘等肺系病证，若仅从肺论治，则咳喘难愈或暂愈而易复发，徐艳玲教授亦运用"培土生金"法，通过补脾益气达到补益肺气的目的。徐艳玲教授在临床上常选用培土生金之四君子汤、参苓白术散加味，配合生脉注射液静滴，治疗支气管哮喘、慢性阻塞性肺疾病、肺间质纤维化等病。近期疗效可使患者进食增加，营养状态改善，呼吸功能得到改善，延缓病情进展，加速康复；远期可使患者感冒次数减少，病情发作次数减少，发作间期延长，发作程度减轻，使患者存活率和生活质量得到提高。

慢性阻塞性肺疾病（COPD）呼吸肌疲惫的患者大都表现为纳食不化、腹胀、消瘦、舌淡苔白、脉弱，中医辨证当属肺胀（肺脾气虚），缘肺病日久，子病及母，致脾土亏虚，运化失常，气血生化乏源。徐艳玲教授临床运用四君子汤治疗 COPD 的机制，从中医理论分析，符合"培土生金"的原则。这与现代医学认为 COPD 患者因长期缺氧、高碳酸血症和心功能不全、胃肠道瘀血导致吸收功能障碍、营养不良、呼吸肌的肌力和耐力致降低使呼吸动力泵衰竭，治疗上需要增强胃肠道吸收功能，改善营养不良以提高呼吸肌的肌力和耐力，消除呼吸肌疲劳，最终改善患者肺功能。有研究显示，补益脾胃的经典方四君子汤中的多糖具有显著的免疫调节作用，是中药治疗脾虚证的有效方剂。

2.6　培土生金之祛痰

中医理论认为脾主运化，居于中焦，是五脏之气出入升降之枢纽，也是水液代谢的枢纽，其主要特性正如《素问·太阴阳明论》中所述："脾者土也，治中央，常以四时长四脏，各十八日寄治，不得独主于时也。脾脏者常著胃土之精也，土者生万物而法天地，故天下至头足，不得主时也。"又有《素问·玉机真藏论》中云："脾为孤脏，中央土以灌四傍。"这都表明脾是不偏不倚的中正之官，可在功用上与其他四脏相融会，通过治疗脾可以使其他四脏乃至整个全身得以调达，故临床中通过调脾来治疗各种疾病也能每每取得非常好的效果就是这个缘由。对于脾与肺在临床所建立的关联中也应当以津液的代谢为主，确切地讲就是痰的产生与排泄。

对于喘证来说，徐艳玲教授认为喘证可按实喘和虚喘来论治，实喘多从肺来论治，此时痰浊较盛，闷喘较甚，应以化痰平喘为首要治疗目标，治疗时宜泻肺中之痰饮；虚喘患者虚象明显，应以补益脾肾之气为主，然此期虽以虚证为主，但更多是一种本虚标实的证候，所以更应该从脾的角度入手。一则可以借补脾这个后天之本来补肾这个先天之本；二则可以通过补脾来扶正祛邪，尤其是痰饮之邪，这也符合此期本虚标实的病理特性；三则可以补脾来预防痰湿之再生。选方为六君子汤或参苓白术散，此两首方剂的选用也更偏于补益正气，而非纯粹的祛邪。对于肺痿的治疗，徐艳玲教授在其方中对"培土生金"法的应用就更为典型了。肺痿，是指肺叶痿弱不用，临床以咳吐浊唾涎沫为主症的一种慢性虚损性疾患。徐艳玲教授在治疗肺痿时，主要还是遵从仲景的麦门冬汤，方中所应用的粳米、大枣，其性甘平，可助麦冬、人参、甘草等药养胃生津，能使中气充盛，而中气充盛则津液可自上归肺。这里还要特别指出的一点是：徐艳玲教授除了应用培土生金法以外，还十分注意对于肺气的宣发，因为《素问·经脉别论》中云："肺朝百脉，输精于皮毛，毛脉合精，行气于府。"由于肺朝百脉，行气于脏腑，输精于皮毛，所以凡滋养五脏的精气津液均赖肺气以敷布。而《素问·痿论》也称"肺者，脏之长也，又肺主气，司宣发，凡气血津液之布达周身，亦赖肺气的宣发作用……"因此看来，徐艳玲教授在治疗时宣发肺气，能够使得津液得到更好的输布，从而更加有利于对肺痿的治疗。徐艳玲教授治疗肺痿的另一个特点就是酌情应用诸如川芎、丹参、地龙等活血化瘀通络的药物。应用这些活血化瘀药，一则是因为肺痿为久病，久病必入络，活血化瘀药可以化瘀通络；二则是因为络脉得通，津液才可以正常的输布于肺，肺得津液的输布后，才能从根本上有利于疾病的转归。徐艳玲教授认为，保护胃气可以使得脾胃生化更多的津液，津液的充足则有利于控制热势的发展，辛凉重剂的白虎汤中应用的粳米就是这个道理。对于肺心病的治疗，徐艳玲教授认为调理脾胃，可以促进脾胃运化，这样能从根本上减少痰浊的生成，以绝痰湿之源后才能保证肺的正常宣发与肃降。在肺癌的临证中，运用培土生金法旨在扶助正气，促使气血生化，因为癌症患者，尤其是晚期的患者气血耗伤较大，此时应用补益脾脏的方法可以减少疾病对气血的损伤，还可以提高患者的生存质量，促进患者进食，从而改善恶液质的不良营养状态。此外健脾可运化痰湿，以防痰瘀互结证候的发生。

　　肺的主要生理功能是主气、司呼吸、主行水、通调水道、朝百脉、主治节、主宣发肃降。而肺系疾病主要以呼吸功能障碍、水液代谢、输布失常、卫外功能失调及宣发肃降失司等为病理变化。肺系疾病辨证不外乎气血阴阳、风寒燥湿热、虚实之类，临床常见证候有肺阴虚证、肺阳虚证、肺气虚证、风寒束肺证、风热犯肺证、燥邪伤肺证、痰热壅肺证、肺热炽盛证、寒饮阻肺证等。徐艳玲教授认为，人体是一个有机的整体，脏腑与各组织器官之间，在结构和功能上虽有各自的特点和功用，但在生理功能上是相互联系，病理上又是相互影响的。因此，在临证时徐艳玲教授强调决不能孤立地看待某一局部病变，也不能单纯地看成一脏一腑的病理变化，而是着眼于整体进行治疗。徐艳玲教授认为"此皆聚于胃"中"聚之邪"，应理解为广义之邪，扩展为寒（寒饮、实寒、虚寒）、热（痰热、实热、虚热）、虚（阳虚、气虚、阴虚）、实（实寒、实热、食滞）；"聚于胃"亦应指广义之胃，包括脾胃与大肠。且肺系疾病的预防应从"形寒、寒饮"两方面入手，一是外避虚邪贼风，以防形寒伤肺；二是内调饮食，忌食生冷寒凉，以防寒饮停肺。

四、通腑思想在肺系疾病中的应用

1. 通腑法的含义

通腑法是指根据"六腑以通为用"的特性，采取祛瘀、消食、理气、泄热、化痰、除湿、养阴、温阳等各种疏导措施，使停留于胃肠的宿食、燥屎、冷积、血瘀、结痰、停水等从下窍而出，而达到祛除病邪的一种治法，其包括常用治法的下法。徐艳玲教授临床应用之通腑法，不只限于上述祛除有形之邪，亦包括祛除无形之邪，其更注重的是保持腑气通达。徐艳玲教授运用通腑法治疗喘证，主要是通过保持和（或）恢复大肠正常传导及通降功能，从而达到止咳平喘效果。

1.1 通腑法的作用

1.1.1 调畅气机，恢复宣肃

《黄帝内经灵枢集注·卷五》曰："大肠为肺之腑而主大便，邪痹于大肠，故上则为气喘争……"大肠腑气不通可影响肺之宣肃，使气机逆乱。吴又可在《瘟疫论》中曾说："一窍通诸窍皆通，大关通而百关尽通。"可见，大肠腑气通畅不仅可恢复肺的宣发肃降功能，而且可以调畅全身气机。在现代医学研究发现，通腑法可增强胃肠蠕动，促进排便或排气，降低腹压，加大膈肌运动幅度，改善患者的呼吸功能。大肠腑气通降，肺气宣降清浊，布津行血，亦可逐痰化饮祛瘀，消除喘促。

1.1.2 清泄肺热，顿挫热势

《素问·热论》篇记载："其未满三日者，可汗而已；其满三日者，可泄而已"，指出泻下法可治疗热病。肺卫郁火、风热怫郁于上，通腑可折其上炎之热势。如喻氏说："清一分肺热，即存一分肺气。而清热必须涤其壅塞，分杀其势于大肠，令秽浊脓血，日渐下移为妙。"对于肺热壅盛、中焦肠实之证，张仲景创"承气汤"，攻下腑实，顿挫热势，以达釜底抽薪之效。现代医学认为，泻下药可促进胆汁分泌，增强肝脏解毒功能，加快胃肠道有害物质排出，减少内毒素进入血循环，减轻全身中毒症状，使体温下降。可见通腑可达清泄肺热、顿挫热势之效。

1.1.3 祛痰逐饮，给邪出路

肺脏之疾常以痰饮为患，痰饮有形之邪停聚胸胁，病情属重。由于水饮壅盛，一般利渗化饮之品难以胜任，清代柳宝诒谓："邪入于脏，必借所合之腑为出路"，故可用攻逐水饮法，《金匮要略》之"十枣汤"正是以此祛邪的典范。方中甘遂、大戟、芫花使饮邪从二便而消。现代医学研究部分通腑药可调节水液代谢，刺激肠道黏液分泌和排出水分和盐类，减少有效血容量，使体液重新分布，减少局部水液蓄积，减少痰液的生成。可见通腑法亦可祛除痰饮。

1.1.4 推陈致新，脏气安和

凡宿食、燥屎、虫积、停饮、顽痰、蓄水、瘀血等积聚胃肠时，皆可导致腑气不通而影响肺之宣肃，应用通下法可直接排除有形之物，以消除与邪热相互搏结的物质基础和导致肺失宣肃的病因，此即"推陈致新"。如《本经》曰："陈腐去而肠胃洁，肠胃洁而营卫畅，营卫畅而诸病愈。"现代医学认为，通腑可使肠道内各种有害物质和机体代谢的产物排出体外，促进机体的新陈代谢，改善微循环，保护机体重要脏器的生理功能，即达到通腑护脏的目的。而通腑护脏的思想，在《素问·通评虚实论》中即有流露，"五脏不平，六腑闭塞之所生也。"《神农本草经》又谓大黄"荡涤肠胃，推陈致新"，故能"安和五脏"。

1.1.5 急下存阴，以防内陷

肺脏疾患，常见热邪犯肺，如风热、燥热、痰热、肝气犯肺化热等，因此肺阴常被灼伤。泻下法表面上看会丢失体液，但在热势极重时亦可应用此法，其重点为快速撤热，避免阴液进一步消耗，使火热煎灼将竭之真阴得以保存，以防阴竭于内、阳脱于外，正所谓"存得一分阴液，便有一分生机"。亦有"下之为补"之说。宋·张子和言："腑以通为用"，认为能使得腑气通，就是补益了。《黄帝内经》亦提出："所谓下者，乃所谓补也，……不补之中，有真补存……"故在临床中面对火热煎灼肺阴之证时，可用通腑法急下存阴，以防内陷。

1.2 具体应用

1.2.1 通腑泄热以治肺热肠实

热邪犯肺，邪热炽盛，灼津为痰，痰热壅滞，致肺气失宣，郁而不降；热邪下移大肠，与肠中燥热相合，以致津液被耗，燥结成实。临床上常见高热患者，面红目赤，喘促气急，或咳嗽，咳黄稠黏痰而兼见腹满胀痛之肺热肠实之象。此时徐艳玲教授根据吴鞠通《温病条辨》"喘促不宁，痰涎壅滞，右寸实大，肺气不降者，宣白承气汤主之。"选用宣白承气汤加减，上开肺气以清热宣肺，降气平喘，下通肠实以泄热通腑、导邪下行，釜底抽薪。

1.2.2 通因通用以治肺热下利

热邪犯肺，下移大肠，迫津下注，发为下利。如后世医家所述"若肺热移于大肠，大肠传导加速，则下魄门而发生热泻。"徐艳玲教授指出此下利为邪热下迫所致，不可止利，以免闭门留寇，宜通因通用，助热下行，给邪以出路。选用葛根芩连汤加减，清泻里热、宣肺平喘。葛根芩连汤出自《伤寒论》："太阳病，桂枝汤，医反下之，利遂不止，脉促者，表未解也。汗出而喘者，葛根黄芩黄连汤主之。"此方原为太阳病误下而致协热下利而设，徐艳玲教授用于热邪趋里内迫于肺，热邪下移大肠而致咳喘者效果亦佳。

1.2.3 下气导滞以治饮热郁肺

肺合大肠，饮热郁肺，肺气不宣，则大肠气机阻滞。常以咳喘，甚或咳逆倚息不能平卧，兼有胸腹胀满，胃肠实热气滞，大便秘结或不畅为临床表现。痰饮偏结上附心肺，为支饮，咳逆倚息不能卧，为痰饮上迫于肺。病机为饮热郁肺，腑气不通。根据《金匮要略·痰饮咳嗽病脉证并治第十二》中提道："咳逆倚息，短气不得卧，其形如肿，谓之支饮……支饮胸满者，厚朴大黄汤主之。"《医宗金鉴》认为此处"胸满"当作"腹满"。徐艳玲教授选用厚朴大黄汤，下气导滞治疗热饮咳喘兼胃家实之证颇效，厚朴大黄汤理气逐饮，荡涤实邪。

1.2.4 开渠导水以治水凌心肺

肺与大肠相表里，肠间水气不行于下，以致肺气䐜郁于上，则发为喘证。《金匮要略》将"水走肠间，沥沥有声"者谓之痰饮。倘若肠中水气上逆，亦可见水凌心肺之候。徐艳玲教授指出此时治当荡涤水饮，泻肺利水，方用己椒苈黄丸。己椒苈黄丸前后分消，使痰湿水饮邪气从二便而解，古人将用泄热逐水药使水从大小便而去者，谓"开支河"的法则。痰饮去则大肠传导化物，腑气通则肺气可降，诸证自除。

1.2.5 逆流挽舟以治肺寒下利

外寒束肺，肺失宣肃，则咳喘自生，外寒束表，阳郁不得宣达，致阳明腑气失和，传导失职，则自下利。此下利多表现为水粪杂下，而无恶臭及肛门灼热感。徐艳玲教授根据《伤寒论》第三十二条："太阳与阳明合病者，必自下利，葛根汤主之。"选用葛根汤发汗解表，升清止利，使腑气得和。而发汗解表为先，使表解里自和者，称为"逆流挽舟"。腑气调和，则肺肃降有度。汗出表解，则寒邪自汗而解，咳喘自除。

1.2.6 塞因塞用以治肺气不足

肺气不足，推动乏力，则肺气失于肃降，肠道传导失职，极易出现大便秘结之象。此时之秘结大便不一定干燥，亦可出现临厕努挣乏力，难于排出者。徐艳玲教授指出此时若单纯通泄大肠，效果不佳，且通后复秘，亦伤正气。应采用《金匮翼·卷八》之黄芪汤，塞因塞用，补肺降气，以助大肠传导。黄芪汤补中寓润，润中有行，一则补肺之不足，助肺降气，二则调畅气机，使大便能出。

1.2.7 增液通腑以治肺热阴虚

热病后期，热邪伤阴，肺失濡养，宣肃失职，肺不布津，肠失濡润，肠燥便秘，无水舟停。徐艳玲教授指出此时不可一味苦寒攻下，恐攻伐正气再耗阴液，使病情更重，阴液难复。应根据吴鞠通《温病条辨》："津液不足，无水舟停者，间服增液，再不下者，增液承气汤主之。"选用增液承气汤加减，攻热以存津。对此类热结阴亏，燥屎不行者，徐艳玲教授强调应用下法时，宜当审慎，泻下之力不可过强，宜润肠通下、固护肺阴。

1.2.8 益气涩肠以治肺气不固

大便滑脱不禁日夜无度，必耗伤肺气，肺气下陷，肺气不固。而喘促日久，肺气损伤，上虚不能制下，亦会影响大肠之固摄。两者常互为因果、恶性循环。如《黄帝内经》所述："肺咳不已，则大肠受之，大肠咳状，咳而遗矢。"故临床上遇到这种二便不固，咳时大便自遗，或便后肺气虚衰，短息气急者，徐艳玲教授常涩肠止泻药和益气补肺之品同时应用，益气涩肠，一石二鸟。此外徐艳玲教授强调，如有表证者，用时益甚，以防闭门留寇。

第二节 从津液论治肺系疾病

1. 肺肠表里调津液

1.1 肺合大肠，同调津液

《素问·灵兰秘典论》有言："大肠者，传导之官，变化出焉。"传导，即接上传下之意，大肠的传导变化作用，是胃的降浊功能的延伸，同时亦与肺的肃降功能有关。唐宗海在《医经精义脏腑之官》中论述大肠传导作用时曾说："大肠之所以能传导者，以其为肺之腑。肺气下达，故能传导。"而《灵枢·本输》篇也说："肺合大肠"即"肺与大肠相表里"。"肺与大肠相表里"的理论在中医理论体系中有着特殊的意义，中医理论认为肺与大肠通过经脉的互为络属而构成表里关系。这种表里关系，在肺、大肠的生理和病理等多方面相互影响，互为补充，形成了一种密不可分的依赖关系。在临床中，许多治疗原则及具体用药皆以此理论为依据。因此前人总结出了肺病治肠、肠病治肺及肺肠同治的治疗原则。

首先肺与大肠在生理上密切相关，肺主宣发，大肠得以濡润，肺主肃降又是大肠传导的动力，肺为水之上源，通调水道，参与水液代谢，同时大肠亦参与水液代谢，能吸收食糜中之水分。诚如《灵枢·经脉》篇所云："大肠……是主津液所生病者。"另外，肺与大肠在病理上相互影响：肺热壅盛，则大肠易燥结，肺阴不足，则大肠津枯易便秘；肺气不足，则气虚推动无力，可见大便艰涩不行的"气虚便秘"之证；反过来若大肠实热秘结，则肺气不利，可产生喘咳，满闷等症状。

在该理论指导下，许多疾病，尤其是肺系、大肠的疾病，其治疗的方法就会更加丰富，病在肺系，不仅可直接治肺，还可以通过治肠而祛肺中之疾；病在大肠，既可治肠，也可治肺，从而达到从肺治肠的目的，这实质上是一种殊途同归的法则。前人所总结的肺病治肠、肠病治肺、肺肠同治的治疗原则，现今也都已被广泛运用到临床的治疗中。

1.2　肺肠同治，壅痰得去

痰的形成多由外感六淫、饮食不当及七情内伤所导致，它的生成可以使肺、脾、肾及三焦等脏腑的气化功能失常，而肺、脾、肾及三焦等脏腑的气化功能失常又会对水液的代谢产生影响，可以导致水津因气化不利而停滞不行，从而加重痰在人体内的蓄积。其实痰的最终形成机制主要是津液的停滞，而痰浊的代谢除与肺、脾、肾等脏有关外，与大肠也有着密切的关联。尤其是以膏粱厚味所生的痰浊最为典型，在治疗这种痰浊时可以从大肠来着手，通过排解大便的方式将痰浊排出体外，这样看来大肠也不失为排除痰浊的重要通道之一。因此大肠功能的失调是可间接或直接产生"痰"的。因此在治疗痰时，徐艳玲教授强调不仅要从肺、脾、肾三脏进行调治，也要从大肠这方面加以考虑。当然治肠的方法有很多，泻大肠法算是其中之一。通过合理的应用泻肠法可以将痰浊排出体外的同时使得肺的宣发肃降功能得以恢复到正常，这样就从间接上起到了由肠治肺的疗效。金元医家张子和在《儒门事亲》中也认为"陈莝去而肠胃洁，癥瘕尽而荣卫昌"，即使"五积在脏，有常形属里""亦宜以苦寒之药，涌之泄之，泄而无损于脏腑，乃所以安脏也。"其所提出的通腑安脏法也是临床中的重要治疗法则。当然"通"应不仅仅局限于对大肠的通利，还应当包括对整个胃肠腑气的通利，因为通利大肠实质上是畅达胃气的延伸。

2. 温病袭肺，顾津为首

2.1 温邪致病，津液先伤

叶天士在《温热论》开篇第一条就指出："温邪上受，首先犯肺"，吴鞠通也说："凡病温者，始于上焦，在手太阴。"由此可见外感温病对肺的影响较为重要，而温病对人体的侵袭过程也是一个由浅入深、由表及里、由轻到重的渐变过程，在整个传变过程中，津液远在营血之前就已先受到了损伤，因为在温热病的早期，温热病邪便开始伤及津液，只是伤津程度不重，临床表现的症候是口微渴，无汗或者少汗，热势初起，舌边尖红，病变部位仅局限于肺卫，并未过多侵袭它脏。到了中期，热势伤津表现得就比较明显了，症候为身壮热，不恶寒，反恶热，汗多，口大渴喜冷饮，舌质红，苔黄，脉数有力而不虚（此脉象可有助于和当归补血汤证的血虚发热相鉴别），待热势传至营分才表现为蒸腾营阴。此期虽也损伤津液，但毕竟有营阴上蒸，可暂缓津液受热所伤，因此伤津证候的治疗得当与否可以直接关系到热邪能否深入下焦伤及营血，如果早期能够对津液有所把握和采用得当的治疗方法，就会起到既病防变的作用。若是想要治疗有效，就要针对病因，合理辨证，根据不同阶段的疾病特点，选用适合病情的方药来治疗。而就病因来说损伤津液的主要原因有发热，出汗和苦寒药物的误用等，病因明确后治疗上就有了特定性，如果是发热就可根据发热是初起阶段还是里热阶段选用银翘散或是白虎汤，也可选用釜底抽薪法通过泻下的方法来治疗。至于出汗，它是正邪斗争的一种体现，有利于人体驱邪外出，若是为了驱邪而反复的发汗也必然会造成津液的损伤，这是值得注意的。此外我们还要清楚温热病邪是具有火热之性的，它所耗伤津液的同时不单单是对水分的伤害，同时也是对人体正气的耗伤，因为津能载气，一旦多汗、多尿和吐泻等大量津液流失的情况出现，就可呈现出"气随津脱"的病证。《金匮要略心典》所说："吐下之余，定无完气"即是此意。正气以及津液的损伤是不利于驱邪外出的，相反还会导致疾病的深入。

2.2 温病伤津，特点各异

对于温病认识，首先应分清春温、暑温、秋燥等不同的致病因素，尽管它们都会导致津液的损伤，在临床上都会近似的表现为口干，口渴喜饮，小便短少，大便干结，皮肤干燥，舌红苔黄而干，脉象细等证候。然而，几种致病因素又各自有着各自的特点：风温，是由感受风热病邪所引起的急性外感热病，初起以肺卫表热证为主要证候，治疗宜用辛散凉泄、透邪外达之法，此时还应注意辨别其证候是偏于卫表还是偏于肺经，但不管怎样本病初起是忌讳应用辛温消散法的，因为辛温发汗一则可劫夺心液，二则可耗散心阳，易致昏谵。但也不可重用寒凉，以免凉遏卫气，阻碍气机，冰伏邪气，使邪热难于外达反致传变内陷。春温，是由温热病邪内伏而发，其特点以里热证候为首见的一种急性热病，发病的机制也是由于素体阴精亏虚，邪气内伏，蕴生内热，自内而发所致病。

对于邪热炽盛的程度主要取决于体内津液的多少，津液充足则发病从少阳而起，虽见身热渴甚，但病情尚轻；若是津液不足的话，虽热只夜甚，口不甚渴，但病情发于营分且易于引动肝风，出现躁扰、谵语等神志症状。治疗春温时当以清泄里热为主，并应注意透邪外出，顾护阴精。由于本病病变部位广泛，病情虚实错杂，临证时应根据实际情况选用辛寒清热法、苦寒清热法、甘寒清热法和咸寒清热法。透邪法则可选用宣郁透表法或是辛寒宣泄法。特别强调的是春温病，热势燎原，最易灼伤阴液，阴液一伤，往往变证蜂起，故治疗当步步顾护阴液，时时顾护阴液，尤其是要预防神昏窍闭或动风痉厥等变证的出现。

秋燥，是感受燥热病邪所致的外感热病，初起以邪在肺卫为主，并有明显的津液干燥之症状。治疗时应先明确内燥与外燥，其中内燥为内伤津血，阴液干涸之证，外燥为秋季外感时令之邪所致，且又有温燥、凉燥之别，本病的性质以肺经为病变中心，病程中不仅易损伤肺络，而且还易移热于胃肠，造成肺与胃肠津液的同时受损，但本病传变较少，不易传入下焦，病情相对较轻。在治疗原则上抓住重要病机特点，正如《黄帝内经》所述："燥化于天，热反胜之，治以辛寒，佐以苦甘。"实质上是强调清热与润燥并重，从致病阶段讲，初起在肺卫，治宜辛凉甘润，轻透肺卫，其如叶天士所说"当以辛凉甘润之方，气燥自平而愈"，邪在气分，则要以清热、泻火、润燥为基本治法。

徐艳玲教授强调治燥应遵从前人那样，先将燥邪分为温燥与凉燥，对于温燥，可用沙参麦冬汤为基础方进行治疗，在方中宜重用沙参、麦冬两味药，借此以达吴氏所称的"甘寒救津"之功效，且沙参麦冬汤全方肺胃同治，有引胃津上承以润肺燥之妙，方中所用的桑叶不仅有轻宣外燥，透邪外出的作用，还可防止因重用药物而过病所，有携药恰到病处之效，方中的玉竹可以养心阴，防止心阴受损而出现心悸等变证。若出现咳痰不爽的症状可加入贝母、知母润肺化痰，若伤及了肺络而出现咯血或痰中带血的症状可加入小蓟、白茅根等清热止血之品。而对于凉燥，前人有"凉为次寒"之说，故治疗时徐艳玲教授主张此燥虽有寒性，然又有别于寒，当微发其汗，以免过度伤津化热，方剂可在杏苏散基础上对证加减。此外肺在秋季，宣发卫气津液护卫肌表的功能容易减弱，其免疫力也容易因表卫不固而相对的减低，此时若反其道增强肺的宣发能力就会提高人体的免疫能力。对于燥邪侵袭人体，徐艳玲教授在治疗时也同样会注重对肺气的宣发，在治燥的基本方剂上加入杏仁和桔梗以开宣肺气，肺气在得以宣通后则有助于布津于表，防邪内袭。

2.3 驱邪之妙，养津为先

在温病的具体治疗时应按照卫气营血先进行辨证，在卫分时，因犯卫表者以风热和燥热为多，所以针对风热犯卫者，治疗时应以解表透邪为基本大法，选用辛凉之剂，透邪外出，以银翘散为主方进行加减，吴鞠通说"治上焦如羽，非轻不举"即是此意。徐艳玲教授在临证时，若是患者口渴甚者，则加入天花粉或沙参以生津清热，若是表证较轻而肺失宣降明显者，则除选用"辛凉平剂"之桑菊饮外，有时也在银翘散基础上进行加减治疗。这是因为肺失宣降的主要原因是温邪犯肺，热势伤津所致，用银翘散可清其温邪，热势得清则津液得存，津液得存则肺脏自宁；针对燥热犯卫者，治疗时应以辛凉甘润，轻透肺卫为主，以桑杏汤加减进行治疗。在气分者，因气分证是温邪进一步入里的表现，所以易造成脏腑功能紊乱，且复杂多变，可侵袭肺、胸脘、胸膈、胃、肠、肝、胆、三焦等多个部位，所以治疗时宜直接清泄里热，但不可过用寒凉。对于肺热壅盛证的治疗宜清热宣肺而平喘，可以选用麻杏石甘汤化裁后进行治疗，本方是重在清热而不在化痰，缘由是因为本证虽咳喘有痰，但痰热是由肺热不能肃化，津液积聚而生成的，若能退热则津液可行，津液得行则痰可自消，故清热是治疗此病的核心关键。另外麻黄与石膏的配伍比例也是一个关键，一般是 1：3~1：5，如果肺中热甚，汗大出，应重用石膏，急泄热以存津，如果表郁不畅，汗少或无汗，则应增大麻黄用量，旨在借发汗以清热存津。对于热邪侵袭其他脏腑则可根据具体情况，选用合适的方剂来治疗：热在胸膈，凉膈散主之；邪热犯胃，白虎汤主之；邪热在肠，调胃承气汤主之；热郁少阳，升降散加减主之；若是热邪侵袭营血则应在补充津液的同时适量用一些滋阴养血之品，并要防止变证的出现。对于热病后期邪气仍盛，正气已虚的情况下，顾护津液显得就更为重要了。即在取共御外侮的同时能留柔护内主：一则有利于病邪的被驱，二则可以使心肾得交，水火既济，变证不生。如徐艳玲教授常选用之黄连阿胶汤加减，方中黄连、阿胶即有此意。其他诸药相合也正如吴鞠通所说："以黄芩从黄连，外泻壮火而内坚真阴；以芍药从阿胶，内护真阴而外捍亢阳。"另外需要指出的是汗乃心之液，汗出过多则可心失所养，心失所养则可见心悸或心中憺憺大动，甚者心中痛，若是阴亏至极不能维系阳气，则可导致阳气欲脱，最终还可危及生命。对于热病应用生养津液药物的时机选择上，徐艳玲教授主张早期应用，因为养津药不同于养血滋阴药，它的早期运用不仅不会阻碍气机，使伏邪留滞，反而会因津液充足而阻挡热邪的进一步入里内侵。

3. 津液代谢，肺脏为要

3.1　肺为上源，高屋建瓴

《素问·经脉别论》曰："饮入于胃，游溢精气，上输于脾，脾气散精，上归于肺，通调水道，下输膀胱，水精四布，五经并行。"这一段话描述了人体津液代谢的过程。后世医家对此段话的注释也颇多：明朝的马莳就曾在《黄帝内经素问注证发挥》中说："然所食之谷有精气，则所饮之水亦有精气，方其饮入于胃，其精微之气游溢升腾，上输于脾，盖脾附于胃之右，比胃为上，故脾气散精，上归于肺，而肺行百脉，通调水道，下输膀胱，水精分布于四脏，五脏并行乎水精。"其将《黄帝内经》这段关于津液代谢的叙述已较为详尽地表达了出来。刘渡舟则在前人的基础上对这段话进行了更深一层次的解释，他说："水先入于胃，借胃气的腐熟之功，使水液游行于下，并摄取水之精气而上运于脾，而脾与胃相表里，又能为胃行其津液，故脾又将水上归于肺，归肺之水精，处于上升的阶段，故称地气上为云，水至高源，又借肺气的呼吸与通调，才能或散或降，而润泽周身。所谓的通调是指肺有通达，调节三焦水道的功能，使水津或向外宣发叫'浮'，或向内下降叫'沉'，若与上述的地气上为云对照，这个阶段则为天气下为雨，下行之水，最后必归于肾，借肾的气化功能，又可使水之清者，上升于肺；水之浊者，下输膀胱，或蓄或泻，以为生理之常。"这不难看出，水的代谢，是由胃、脾、肺、肾、三焦及五经之气，经过升、降、浮、沉的生理运动，方成其称为"水精四布，五经并行"的新陈代谢作用。其实历代医家的注释，究其共性不难发现他们都指出了津液的代谢主要与肺、脾、肾三脏密切相关，肺、脾、肾三脏的病变也必然会影响到津液的代谢，从而引发机体津液代谢失常方面的疾病。而《景岳全书·肿胀》所言："凡外感毒风，邪留肌肤，则亦能忽然水肿，肺主一身之气，有主治节，通调水道，下输膀胱的功能，风寒或风热之邪，侵袭肺卫，肺气失于宣发，水液不能外达，风水相搏，可发为水肿；内伤及肺，肺失肃降，水液不能下输他脏，可出现咳逆上气，小便不利，或水肿。"则是在有意地指出肺在整个津液代谢过程中所体现的作用不容小视。唐容川在《血证论·脏腑病机论》也说："小便虽出于膀胱，而实则肺为水之上源，另肺气失于宣发或肃降，水道不能通调，水饮停于肺则阻塞肺络，甚则不能平卧。"

3.2 提壶揭盖，祛邪外出

对于津液来说，如果在人体内得不到正常的代谢，必然会导致疾病的发生，若是治疗失当或者没有按照相应病位、相应脏腑采取合适的治法，也必然会有相应的疾病证候的出现。正如张介宾所说："上焦不治，则水泛高原；中焦不治，则水留中脘；下焦不治，则水乱二便。"后世医家也多以此为基础，提出了以肺脾肾为中心的相关治疗理论。其中治疗上焦，水泛高原者，最为独特的便是"提壶揭盖"法，所谓的"提壶揭盖"法是指用宣肺之品，宣发肺气来发越水气，正是由于肺气得以宣发，水液才得以四布。《金匮要略·水气病脉》篇中所叙述的"皮水者，一身面目黄肿，小便不利，故令病水，越婢加术汤主之。"就是"提壶揭盖"法的具体应用，方中重用了麻黄为君药，就是旨在发挥麻黄既可上宣肺气散皮毛之邪，又可下利水道泻下焦水湿这样一个上通下达的功效，当然这和《素问·汤液醪醴论》所说的"开鬼门，洁净府"也有着理论上的相近之处。

对于临床中的部分水肿患者，徐艳玲教授在治疗时也每每在利水方剂中加入开宣肺气的药物，这是因为她认为肺为水之上源，上源得通，就可借助汗液及小便给水以通路，从而达到驱邪外出的目的。

3.3　津运失常，病邪内生

津液是机体一切正常水液的总称，是构成人体和维持人体生命活动的基本物质。《灵枢·五癃津液别》说："津液各走其道，故三焦出气，以温肌肉，充皮肤，为其津，其流而不行者，为液。"津液的生成、输布和排泄，也是一个复杂的生理过程，涉及多个脏腑的参与，肺对津液的输布和排泄作用被称作"通调水道"。通过肺的宣发作用，可以将津液输布于全身体表，发挥其津液的营养和滋润作用，津液通过代谢化为汗液排出体外，即肺的"输精于皮毛"，津液通过肺的肃降作用，向下输送到肾和膀胱，便可化为尿液排出体外。此外，肺在呼吸过程中也散失了大量的水分。因此，肺的宣发肃降，通调水道，对于津液的输布和排泄起着十分重要的作用。而津液在人体内若是正常的运行就可以完成营养的运送及代谢废物的排出，相反若是因为某些病因造成其运行不正常的话，就会形成内生的痰、饮、水、湿等病理产物，进而更深一层次的影响人体的正常生理活动。临床中，津液与气、血也都有着紧密的联系：津液损失过多，就可出现"气随津脱"的病证；津液耗伤过重，也可形成血脉空虚、津枯血燥的病变。特别要注意的是对于多汗夺津和津液大亏的患者更不可轻用破血，逐瘀之峻剂。

3.4　痰饮水湿，从肺可解

痰饮是津液代谢障碍所形成的一种常见的病理产物，痰饮形成之后，由于停滞的部位不同，可表现为不同的症状，阻滞经脉者可以影响到气血的运行，停滞脏腑者可以影响到脏腑功能的发挥，其中以阻滞于脑络和心神者为甚，因为二者可以造成神志的改变。另外痰饮影响人体的部位较为广泛，造成的变证也颇多，虽经治疗后可暂趋缓解，但稍有不慎就会反复，且病程缠绵。在呼吸系统疾病中，徐艳玲教授十分重视对痰饮证的治疗与预防：如在喘证中，对于痰浊壅阻较甚者，徐艳玲教授认为可急则治其标，在方中往往会酌情加入葶苈子、桑白皮等药以泻肺利水，这样就可以在短时间里达到平喘的目的。对于肺心病患者中属于水气凌心证候的，徐艳玲教授往往会在方中加入车前子、泽泻等药，以便通过利尿的方式来排除体内的水湿之邪。而瘀血既是肺系疾病中常见的一种病理产物，有时也是一种致病因素，瘀血一旦形成以后就会使病处失去濡润，若影响到血液的正常运行便会产生疼痛、出血、经脉瘀塞不通，内脏症积等"瘀血不去，新血不生"的证候。

在特定的致病条件下，瘀血的成因可以是由津液干枯造成的，如果瘀血的长期存在有时也会导致津液的失润，对于这种瘀血失润的干血证，此时若采取生津的方法是可以改善患者相应的证候的。故徐艳玲教授在临床中治疗肺系疾病属于血瘀证候时，除在活血化瘀药物的基础上往往还会加入一些生津润燥的药物，如沙参、麦冬等。这也就好比血为舟，津液为水，津液得充则血行得畅。

就以上所说的痰和瘀血这两种病理产物来说，在肺系疾病中较为常见，而两种产物往往还会相互结合，形成痰瘀互结的证候，这种证候的出现往往也是一种久病入络的表现，在疾病早期阶段如果能合理的采用健脾、行气、活血的方法就可以起到既病防变的效果。其实这里要说的意思是，像痰和瘀血这两种病理产物实质上是由津液运行失常所导致的，而津液运行的失常也会导致复杂的病症或是造成病势的缠绵，所以早期防止津液的不当运行有着重要的临床意义。

津液的代谢另一个重要因素就是与气的关系，气的升降出入运行正常，津液的升降出入才能维持正常，故在临床中，徐艳玲教授每每在调理肺脏气机时，也较为重视津液的作用。其实这不单单是津能载气上行的缘故，也不单单是肺为娇脏，宜润勿燥的因由，而是因为调理气机时所用的理气药，多有燥热之性，易伤及肺中津液，这样一来，就会导致前面所说的两种情况的发生。

对于治疗疾病方法上的选用，徐艳玲教授也格外的注意对津液的保护，如在应用汗法、泻法时，讲求中病即止，尤其是热病更是不能过度使用清热药，这是因为治疗热病时，留得一分的津液就会有一分的生机，而这也是温病学中很重要的一个核心思想。

第三节　卫气营血辨证方法在肺系疾病中的应用

1. 卫气营血理论探析

1.1　关于卫气营血理论形成的探析

卫气营血之名源于《黄帝内经》，是指维持人体生命活动的精微物质和某些功能，属生理概念。《黄帝内经》的"营卫气血"理论从阴阳属性来讲，卫、气属阳指无形之气，营、血属阴指有形之物质；从其个体属性来看，分而论之，卫主表而气主里，营血虽同源但生成也有先后之分，且营为血中之气。合而论之，气以统卫，血以统营。张仲景在继承前人卫气营血理论的基础上，将卫气营血理论引入外感热病领域，借此来阐述外感热病各阶段的临床特点。张景岳"卫主气而在外，营主血而在内。""营属阴而主里，卫属阳而主表，故营行脉中，卫行脉外。营气者，犹泉源之混混，循行地中，周流不息者也，故曰营行脉中；卫气者，犹雾之郁蒸，透彻上下，遍及万物者也，故曰卫外。"认为营卫两者之间的关系是营在内，卫在外；气血两者之间的关系是气为脉外，血在脉中。而卫气属同类，作用在人体的浅层；营血属同类，作用在人体的深层。清代著名医家叶天士，在继承前人卫气营血理论的基础上，结合自己多年的临床经验，明确指出温病传变的先后过程分为卫分、气分、营分、血分4个阶段，并创立了卫气营血的辨证理论，用以概括病位的深浅，传变过程和辨证思路，诚如其在《温热论》中所云："大凡看法，卫之后方言气，营之后方言血。""温邪上受，首先犯肺，逆传心包。肺主气属卫，心主血属营，辨营卫气血虽与伤寒同，若论治法则与伤寒大异也。"

1.2　关于卫气营血理论病位的探析

卫气营血辨证理论体系虽然起源于《黄帝内经》的"营卫气血"理论但本质上却有很大区别。《温热论》"肺主气属卫"卫分证的病理特点与肺气的受损程度密切相关，表现出如发热、咳嗽等一系列肺气失于宣肃的临床症状，"温邪则热变最速，未传心包，邪尚在肺，肺主气，其合皮毛，故云在表。"

说明卫分是正邪交争的最表浅位置，属《黄帝内经》中"卫"的一部分。"卫之后方言气"，温邪热变最速，仅在卫分稍做停留，即向内传，病邪从卫分到气分更加深入人体。"再论气病有不传血分，而邪留三焦。""再论三焦不得外解，必致成里结"，病邪完全传入气分，不仅表现出肺气壅盛的临床特点，还会表现出中焦脾胃和大小肠的病变特点，所以有"邪在气，肺脾气虚。"这里的虚并非特指虚实之虚，而是强调肺脾功能的失调。"在人之体，脘在腹上，其地位处中按之痛，或自痛，或痞胀，当用苦泄，以其腹近也。"说明气分证病变范围甚广，包括了腠理，四肢，胸腹，三焦，胃肠等气和津液运行的场所和通道，属于《黄帝内经》中除去卫外部分的"卫""气"。"入营犹可透热转气""初传，绛色中兼黄白色，此气分之邪未尽也，泄卫透营，两和可也。"邪气初入营分，气营俱热可"泄卫透营。"表现出的临床病理特点也既有气分证又有营分证，可见两者是互相联系不可割裂的整体。"营分受热，则血液受劫，心神不安，夜甚无寐，或斑疹隐隐。"营气具有濡养滋润的功能，且营气通于心，故营气受热，必耗心阴则导致心神不安，不寐，入夜尤甚；营气行于脉中，但病情并不严重且素体营血充足，营气虽受热邪煎熬，热迫血外溢肌肤，但热邪对脉中之血损伤不重，对脉道损伤亦不重，所以说热邪未重伤血脉营分，见斑疹隐隐，营分证即为《黄帝内经》中之营气。"营之后方言血"病邪不解，邪气则深入血分。"入血就恐耗血动血"血分证的病理特点是热劫营阴，耗血动血，损伤脉道，斑疹乃现，斑疹虽皆属血分，亦分热在经、热在胃。斑者属胃，从肌肉而出；疹者属经从血络而现，若斑疹俱现则胃经皆热。"斑出热不解者，胃津亡。""邪在营，肝脾血少。"可见营分、血分的区别仅在于热邪对血脉的损伤程度不同。所以两者病位相同，血分亦属《黄帝内经》之营气。

2. 卫气营血理论的临床应用

2.1 在卫者汗之可也

2.1.1 对"在卫"的认识

"温邪上受，首先犯肺。"温邪侵犯，自口鼻而入，肺主气属卫，故温热之邪郁于肺卫均称"在卫""阳气通行，温阳百骸，阳气壅闭，郁而为热。"

温邪犯肺，肺气膹郁，失于宣肃而发热，实属郁热；"肺病先恶风寒者，肺主气，又主皮毛，肺病则气膹郁不得捍卫皮毛也。"肺（卫）气郁滞，开合失司而恶寒；热邪郁肺，肺失宣降，则见咳嗽甚则作喘；热邪郁滞于肺，咽喉乃肺胃之门户，则咽喉灼热，轻则红痛，重则咽肿，甚则百腐；邪热郁肺，肺失宣肃，则无汗；若郁热较重，蒸迫津液外泄，则可见少汗或头汗，但这是热迫津出之邪汗，并非正常汗出。"太阴之为病，脉不缓不紧而动数……"郁热鼓动卫分之脉既不同于太阳中风之缓，又不同于太阳伤寒之紧而见浮数。

2.1.2　对"汗之"的认识

"辛凉开肺便是汗剂，非如伤寒之用麻桂辛温也。"徐艳玲教授认为：卫分温病为温邪郁于肺卫，病虽轻浅，但已有轻度津伤之象，绝不能再用麻桂等辛温发汗之品，以免加重阴伤。"病自口鼻吸受而生，徒发其表亦无益也。""按温病忌汗，汗之，不惟不解，反生他患。"可见"汗之"绝非用发汗之法。《黄帝内经》云："火郁发之。"王冰注："发，谓汗之，令其疏散也。"温邪郁于肺卫，当用辛凉清解之法。辛能宣郁，凉则清热，轻清举上，邪去热清，卫疏三焦通畅则营卫调和，津液得布，微微汗出而愈。表解里和自然邪透汗泄，不发汗而达到发汗的目的，可见"汗之"不是治疗方法而是目的。

2.1.3　对"汗之"的应用

"初用辛凉轻剂……""黄苔不甚厚而滑者，热未伤津，犹可清热透表。"徐艳玲教授认为：病邪初入卫分，宜投辛凉轻剂，辛散其郁，凉泄其热，轻清宣透，散郁清热。但辛散与辛凉药物的配伍情况需要根据郁的轻重和热的多少来决定。一般卫气郁闭，风重而热轻，身热不甚，恶寒明显，咽虽痛而不甚红，口干而舌润，苔白腻而质淡，脉浮重于数，当以辛散开郁之品为君，凉泄清热之品佐之。若此热重而火郁不宣，身热重而恶寒轻，咽红肿痛，口干心烦，渴思凉饮，舌质偏红而苔白，脉数重于浮，甚或滑数，或近乎洪数。当以清热为主，佐以辛散。这里辛散之品意在开郁，并非解表。切忌辛温发汗，汗出则阴伤，甚则昏厥。所以辛散开郁之品，用之宜恰如其分，郁开则已，不可过重，更不可连服多剂，而反成害。"……夹风则加入薄荷，牛蒡之属，夹湿加芦根，滑石之流，或透风于热外，或渗湿于热下，不与热相搏，势必孤矣。"温邪郁于卫分，亦常夹风，夹湿。虽宜辛凉开郁泄热为主，但夹风者应加散风之味使热随风散；夹湿者，亦加淡渗之味，使热随湿下渗。至于表湿，亦取微汗之法。但不论夹风夹湿，或透之于外，或渗之于下，总之宜早，切不可待其与郁热搏结。若是湿与热合，湿热裹结，湿在热中，热在湿内，如油入面难解难分，则病多缠绵，经久不愈。卫分阶段，或治疗失误，或体弱正气虚弱，或因夹湿，或夹风，或暑热贪凉，或过服寒凉之品而成湿阻，寒凝，冰伏者，此均为湿阻而寒邪遏阻中阳，只是轻重程度不同而已，其必见胸满闷而痞堵特甚，或气短欲太息，或痞堵腹痛，甚则四肢微冷或厥逆，舌必白滑润腻，面色多淡黄，苍白，脉象以沉涩，沉迟，沉细或弱为主，可用辛微温，或辛温，或辛香，以宣阳透邪为主。药如香薷，藿香，苏叶，生姜等。若素体阳虚，气分又衰，邪为寒凉遏阻，甚至寒凝，冰伏，卫分证未罢兼见胸闷，痞堵，面苍白，四肢冷，舌胖苔白滑润腻，急用辛温通阳，以开寒闭。宜用桂枝，干姜，苏叶，草豆蔻，生姜等。但用量宜当，开闭透邪即可。

2.2　到气才可清气

2.2.1　对"到气"的认识

阳明为十二经脉之海，多气多血，邪正斗争剧烈，而见全身壮热；温邪在里不在表，故仅发热而不伴恶寒；肺主皮毛，胃外合肌肉，故肺胃热炽则外蒸于皮毛肌肉，而见皮肤灼热；里热虽盛，但未形成如燥屎之类的有形实邪故为无形热盛。里热炽盛，低温环境可更好地向外散热，故恶热喜冷。热邪蒸腾津液外泄，故大汗不止；汗出伤津，则需要饮水自救故口渴喜饮。热邪迫肺，肺气上逆，而见喘息气逆。气逆过甚，则鼻翼翕动。热邪鼓动，气血上行，充斥于面部，舌面而致面赤，舌红。热炽津伤则舌苔黄燥。热邪内蒸，气血外涌而脉浮。热邪鼓动，气血涌盛脉洪如钩。徐艳玲教授认为：邪气未入气分，切不可清；邪气初入气分，则应在宣卫基础上，略佐以清；邪气全入气分，仍不宜只用清凉之品而忽略调畅气机之法。"清气热不可寒滞，反使邪不外达而内闭，则病重。"只有保证卫气宣，三焦畅，气机调的前提下，才能使用凉膈，利胆，泄火通腑等清气之法，也只有如此才能药到病除。"才可"二字，是强调清气之品不可滥用、早用，只有温邪深入气分才用清气法，若未至气分，就用寒凉清里，特别是过用苦寒沉降之品，必郁阻气机，使邪不得外达，而让病情加重。

2.2.2　对"清气"的认识

清气分炽热，包括清热和透热两个方面，故选用"辛凉重剂"白虎汤。"白虎本为达热出表"，徐艳玲教授认为：方中君药石膏辛甘大寒，入肺经与胃经，清热解肌，既能清肺、胃之热又能辛散透泄，给热邪找出路，使热邪从表而出。知母为臣，苦寒而不燥，滋阴而生津。配伍石膏，既能清邪热，又能养阴生津。石膏大寒，知母苦寒难免损伤胃气，故用甘草与粳米为佐使，保护胃气，使石膏、知母清肺胃之热而不伤胃气。

2.2.3　对"脏腑合治法"的认识

肺热壅盛，灼伤津液，炼津为痰，痰热壅肺，阻塞气机，而致肺失宣降。肺与大肠相表里，肺气不降则腑气不通，大便秘结不下。燥热煎熬肠液，肠液损伤，燥屎内结。上焦肺热痰阻，中焦大肠燥屎内结，热痰与燥屎互结，阻滞气机；气机不畅，热痰与燥屎则无出路，形成恶性循环。腑实不泄则痰热不除，肺气不降则腑实亦不能去，故单纯通下或单纯宣肺清热化痰效果并不理想。徐艳玲教授认为：应以"脏腑合治法"用宣白承气汤，宣白与通下并施，宣肺气则"提壶揭盖"使腑气得通，大便得下；通腑实则气机得畅而肺气得宣，热痰自除。

2.3　入营犹可透热转气

2.3.1　对"入营"的认识

"营分受热，则血液受劫。"徐艳玲教授认为：温热之邪侵入人体，深入阴分耗伤"营阴"，是血中之"津液"，并非肝血肾精。营分证的病理特点是，温邪入营，劫伤营阴。虽累及全身，但心主血，心包亦为心之外围，所以营分证的病变部位主要是在心和心包。温邪"入营"的情况复杂多变，常夹风，湿，暑等邪气而来，入营的原因除邪盛正虚外，还有误治，失治等因素，所以临床表现也不尽相同。

2.3.2　对"透热转气"的认识

"故虽入营，犹可开达转出气分而解……""凡遇此等重证，第一先为热邪寻出路，如有经者，从斑汗解，在腑者，从二便出是也。"徐艳玲教授认为：温邪初入营分，只伤及营阴，尚未伤及肝血肾精之际，多是气机不畅，邪无出路而遏于营中。应在清营养阴基础上加用宣畅气机之品给病邪以出路，使病邪透达气分而解。并根据邪阻气机的不同病机，选用不同的治疗原则以使病邪透出气分而解。"从风热"入营者，用"犀角，竹叶之属"，风热之邪入营者，为风热之邪阻滞气机，故用犀角祛邪凉营，竹叶清风热而宣郁，通畅气机；"从湿热"入营者，用"犀角，花露之品"。湿热之邪入营者，为湿热之邪阻滞气机，故用犀角祛邪凉营，花露芳香化湿清热以开郁，疏通气机，使邪热外达。烦躁大便不通者，为宿便阻滞气机，宜用清泄热毒之品，宣畅气机，开营热外达之路，使营热外透。"若平素心虚有痰者"则"非菖蒲，郁金所能开"，应以"牛黄，至宝丹之类以开其闭"。平素心虚有痰者，为痰热互结，热陷心包，阻塞心窍，故宜牛黄，至宝丹之属使营热外透。"素有瘀伤宿血在胸膈中"，则以"散血之品，如琥珀，桃仁，牡丹皮等"，素有瘀伤宿血在胸膈中者，为瘀血阻滞气机而热邪入营，宜用琥珀，桃仁，牡丹皮等活血散瘀通络之品，以宣通气机，导营热外达。"舌绛而鲜泽者"以"犀角，鲜生地，连翘，郁金，石菖蒲等。"舌绛而鲜泽者，为邪入心包之轻症，宜用犀角，鲜生地清营凉血；连翘轻清透泄，宣畅气分，石菖蒲，郁金清心豁痰开窍通闭，合用豁痰邪而畅气机，导热外达而透热转气。"舌绛而中心干者"以"黄连，石膏。"舌绛而中心干者为心胃火燔，宜用黄连，石膏之品以清气分热邪热而透热转气。

2.4 入血就恐耗血动血，直须凉血散血

2.4.1 关于"入血"的认识

血分热盛则身体灼热；"心藏血，脉舍神"，脉络郁热内阻，郁热扰及心神则躁扰不安，神昏谵语；血热炽盛，损伤血络，经血沸腾，离经妄行，则呕血、便血、尿血等多窍道（腔道）急性出血和斑疹；血热炽盛，血与热搏，炼血耗血，郁热互结，则斑疹满布，舌质深绛；邪热煎耗血液，阴血耗损，则脉细数。关于凉血散血的认识，"凡疫邪留于气分，解以战汗；留于血分，解以发斑。气属阳而清轻，血属阴而重浊。是以邪在气分则易疏透，邪在血分，恒多胶滞。故阳主速而阴主迟，所以从战汗者，可使顿解；从发斑者，当图渐愈。"徐艳玲教授认为：温邪深入血分，耗伤了肝血肾精，一方面炼血为瘀，耗伤阴血；另一方面又迫血妄行，既使血液离经为瘀，又使阴血耗伤，

从而在脉络内形成广泛的瘀血。此时，瘀热互结，透泄治疗已无济于事，故叶天士提出"直须凉血散血"的治疗方法。血热是血分证的基础病理变化，所以治疗首当"凉血"，又因为瘀血不但是血分证的重要环节，而且清热凉血之品多性寒凉，易导致或加重血液瘀滞，所以要注意散血。

3. 徐艳玲教授临床经验

3.1 宣畅气机贯穿始终

温病分卫、气、营、血4个阶段，治疗上也有汗之，清气，透热转气，凉血散血之治法之不同。但徐艳玲教授认为气机宣畅与否才是病邪能否外达的关键因素。宣者，宣发散越之意；透者，透邪外达之意，无论在温病的任何阶段，治疗原则均不离此。如温邪在卫，而见阵阵恶寒不解，乃是火热内郁，不得宣泄之象，可在辛凉清解剂中加入蝉衣，僵蚕等疏散之品以畅气机。"到气才可清气"，若邪未到气，切不可清。病邪初入气分，则疏卫之外，略佐以清；待邪全入气分，仍不宜一味清凉而不用调畅气机之法。如热于胸膈兼卫气不和者，可加苏梗，杏仁以疏调气机；腑实不通而胸膈堵闷者，加枳实，瓜蒌皮以宣畅气机，并配伍凉膈散以泄热通便。"治热不用凉"只有在卫气宣，三焦畅，气机调的前提下，才能应用凉膈，利胆，泄火通腑等清气之法，也只有如此才能药到病除。"入营犹可透热转气"邪热入营，除具有热伤营阴的临床表现外，还常兼有气机不畅之证。气机不畅，则邪无出路而营热难除，治疗时应在清热养阴基础上，适当加入开宣透达之品，以祛其壅塞。壅塞得去，入营之热邪即可外达，转出气分而解，从而扭转病机，缩短病程。像清营汤中的金银花，连翘，竹叶，就是取其透达作用，使营热外转气分而解。而热陷心包之神昏，除考虑内窍郁闭外，还应考虑气机不畅的因素，临床上宜用石菖蒲，郁金等轻清灵透之品类；若兼肠腑积滞者，宜以祛邪通导为先。

3.2 治疗湿温宜通阳化气

湿热胶结，弥散三焦，留连气分，黏滞难愈。徐艳玲教授认为：湿为阴邪，得温则化，湿邪得化，则热邪可清，故湿热温病应宣畅三焦，通阳化气，湿在上焦则宜宣肺气，在中焦则宜运脾气，在下焦则宜化膀胱之气。使湿与热分，缓慢收工，切不可急于求成。祛湿宜选用轻宣，疏透之品。常用藿香，佩兰等芳香之品，以化湿解表；用半夏曲，制厚朴等苦温之品，以燥湿畅中；兼有食积内停者宜佐保和丸，炒麦芽等消导之品；兼有湿邪内停者，宜少佐薏苡仁，茯苓皮，滑石等渗利之品。祛湿过后，则可根据热邪之轻重，适当加入炒山栀，川黄连，黄芩等清热之品，但剂量不宜过大，以防过燥伤阴化火。

若既感受湿温之邪，又恣食生冷或误投寒凉之品，则阻遏中阳，表现为胸脘憋闷更甚，喘息腹痛，甚则面色苍白，四肢厥冷等症。按其症状的轻重，又有凉遏，寒凝，冰伏之分：凉遏者病情较轻，宜散湿郁，畅中阳，疏利三焦，用半夏，陈皮，白豆蔻，杏仁等苦微温之品；寒凝者较重，非用温热之品不可，宜桂枝尖，生姜之属；冰伏者最重，素体阳虚，或寒凉之际重伤中阳，湿盛阳微，非辛温燥烈之品，不能解除冰伏，宜急用四逆，理中之类。但是要注意一旦出现面色转润等冰解寒散的症状，即停用温燥之品，以防过剂而热势加重。若兼呕恶上逆者，可加姜竹茹等降逆止呕之品；若兼大便不通者，可用酒大黄等通腑祛湿之品。

总之，徐艳玲教授认为湿温病的治疗应以化湿，祛湿，渗湿为主。祛湿必先化气，气化则湿亦化。湿化则热随湿去，湿去则再议清热。非热重于湿者，切莫轻用寒凉，更忌早投寒凉之剂。

3.3　湿热兼阴虚的治疗经验

3.3.1　祛湿清热为先

临床上广泛存在着湿热兼阴虚之证，但其治疗上却十分困难，化湿则使阴伤更甚，养阴则助湿邪，或攻或补，都相互掣肘。徐艳玲教授在继承历代医家学术思想和自己长期临床实践基础上，认为湿热兼阴虚之证的病因主要有两点：第一由湿热而致阴虚，第二患者素有阴虚而复感湿热；湿热兼阴虚之证的病机是湿热蕴结不化而阴分亏虚，湿热是其病机关键，湿热蕴结不解则耗阴更甚，若独养其阴则湿热遏阻更甚。故治疗上应以开郁散热，行气化湿为主。在化湿清热用药上讲究轻疏灵透，回避苦寒燥烈之品。轻灵则湿郁得宣，邪热透达，而又不至于耗阴伤液，寓补于攻，使邪去而不致正伤。

3.3.2　宣肺透邪

湿热兼阴虚之证，或苦温燥湿或淡渗利湿均有伤津耗液之弊，故此时宜清宣肺气外达气机，给邪以出路。徐艳玲教授指出：清宣肺气的关键在于透，气机透达则全身经络通畅，不但湿热可祛，而且通络生津，缓解阴虚之证。"辛则润之"辛香通络，津液通畅而滋润。清宣肺气之品多芳香微辛，通络行气，故辛润能缓阴分亏虚之功。若湿热在上焦，则用藿香，佩兰之品以辛香宣透，理气和中。如湿重表闭者，则加荆芥，白芷之品以轻开其郁，使邪从肺卫外透而解。若湿热在中下焦，则用前胡，杏仁之品宣肺通腑，重在宣肺降逆，展肺气以通利二便。湿热阻滞又素有阴虚，故虽三焦不畅，二便涩滞，但苦燥通降或淡渗利湿之法都有不妥，宜畅三焦之气机，使湿化热去，宣肺气之郁滞，使肠中浊滞得下，水道得利，则湿热随二便而解。

3.3.3 调畅中焦气机

湿热阻遏中焦，则气机不畅，升降失司，故湿热为病宜调畅中焦气机。而湿热兼阴虚者，调畅中焦气机尤显重要。中焦脾胃为后天之本，湿热困遏，则水谷精微化生不足，阴虚更甚，而致病情更重。此时通腑气降胃气，调畅三焦气机是祛湿护阴的有效手段。徐艳玲教授推荐大黄，一般用量为 5~10 g，以缓缓疏通而不至耗津败胃。胃气得降则脾气得升，枢机运化正常，则邪去正安。稍加香附，陈皮之品以助中焦气机畅达，焦三仙健胃运脾，宽中理气，以滋阴液之化生。

3.3.4 补贵清通

湿热阴伤，宜养阴增液，以清补通补为宜，清补者，养阴液而不碍气机，助阴精而托邪外出；通补者，补中兼通，舒经通络，调理血脉。宜补中兼通，通补结合，应力求滋阴不碍邪，扶正托邪外出，切忌滋腻壅塞。所选用养阴之品或如沙参，麦冬甘凉清润或如丹参，赤芍通补兼备。徐艳玲教授认为：湿热兼阴虚者往往病情迁延难愈，病势深入营阴，不但阴液亏虚，且多伤及血脉，脉络失和，气血郁滞。故宜选用丹参，赤芍等养阴、活络之品，即可滋阴固本，又可通络行滞，相辅相成，而能达邪去正安之效；少用当归，熟地等甘温助热之品，以免邪热亢盛。即使气阴两虚时亦不宜选用人参，党参等甘温药之品，而宜选用沙参，太子参，西洋参等甘淡、甘寒益气养阴之品。

3.4 饮食调养

温病初起，邪在肺卫，应适量饮食，且以清淡为好，忌鱼，肉，蛋，奶及黏腻，油炸等高能量的食物，素有脾胃虚弱之人尤其要注意。遵循"食肉则复，多食则遗"，脾胃虚弱，不能运化，食滞内停，气机不畅，则热邪内陷，或结于胃肠而成腑实之证，或入营成昏厥之变。

邪入气营，或素来阴虚之人，除禁食上述食物外，葱、韭菜、蒜苗、茴香、生姜等辛辣油腻之品亦不宜食。辛辣之品，伤阴助热，热窜营血，迫血外行成动血之证。

第二章　常用经方辨治

张仲景为医中之圣,《伤寒》乃"中医之魂",徐艳玲教授论病常溯《伤寒》,对《伤寒杂病论》所载方剂尤为推崇,应用得心应手,在准确辨证的基础上,"方证同条,比类相附",辨证论治解决了"方"和"证"的对应关系,临证自然效佳。本章对徐艳玲教授常用的一些经方论治及其加减方法进行了介绍,从中也可窥得徐教授一些用药经验。

第一节　麻杏石甘汤

《伤寒论》第63条:"发汗后,不可更行桂枝汤,汗出而喘无大热者,可与麻黄杏仁甘草石膏汤。"第162条:"下后,不可更行桂枝汤,若汗出而喘无大热者,可与麻黄杏仁甘草石膏汤。"两条文殊途同归,故可合并理解。条文开始就明确指出"不可更行桂枝汤",将其前置于"汗出而喘,无大热"以引起重视。徐艳玲教授认为喘因汗闭,汗出则喘当愈。今汗出而喘,未言恶寒,则知其邪不在表,而属误用汗下,使邪热内传于里,肺热壅盛所致。由于肺主皮毛,肺中有热邪,邪热蒸腾迫使津液外泄,故汗出;邪热壅遏于肺,肺气宣降失司,故有气喘。"无大热"是指表无大热,而热邪壅滞于内,并非强调热势。正如尤在泾《伤寒贯珠集》载"发汗后,汗出而喘,无大热者,其邪不在肌膜,而入肺中,缘邪气外闭之时,肺中已自蕴热。发汗之后,其邪不从汗出之表者,必从内而并于肺耳。"由此可以看出,发汗后,病邪已由表入里,外寒之邪入里化热,证候已经发生了变化,所以不可再用桂枝汤治疗，而应以辛凉疏表、清肺平喘的麻黄杏仁甘草石膏汤主之。本证因热壅于肺，肺失宣降，临证还可见咳逆气急，甚则鼻煽，且兼口渴、舌苔黄、脉数等证。

本方寒温合用，相制之中又能互促，扬长避短。清肺与解表同用，以清为主；宣肺与降气同用，以宣为主。麻杏甘石汤为麻黄汤之变方，去桂枝易石膏而成。方中麻黄、石膏相伍，两药一辛温之品，一辛甘大寒之品，在配伍剂量上，石膏5倍于麻黄。辛寒之石膏用量大于辛温之麻黄用量，其一使麻黄辛温之性转为辛凉之用，减弱发汗解表之效，而更突显其宣肺平喘之功，其二麻黄得辛寒之石膏，宣肺平喘之余而不助热；石膏得麻黄，清泄肺热而不凉遏，二者相制为用。杏仁味苦性微温，宣降肺气，与麻黄配合，一宣一降相辅相成以止咳平喘，与石膏相伍则清肃协同；甘草一能益气和中，二与辛寒之石膏配伍，一甘一寒，二者相合而生津止渴，三能助麻黄止咳，四能调和诸药于寒温宣降之间。正如尤在泾所曰："盖肺中之邪，非麻黄、杏仁不能发；而寒郁之热，非石膏不能除；甘草不特救肺气之困，抑以缓石膏之悍也。"

徐艳玲教授认为麻杏甘石汤证不尽相同，只要抓住辨证要点，把握病机核心即可达到很好的治疗效果。麻杏甘石汤原治疗汗下之后，邪热壅滞于肺导致的喘息，具有辛凉疏表、清肺平喘之功。后世医家广泛用以治疗风热型感冒、肺炎、支气管炎等肺系疾病。徐艳玲教授临床应用麻杏甘石汤常见加味应用如下：若患者无汗而喘息，则属肌表有邪，病邪未全入里，肺热比较轻，属热闭于肺，治以透邪为主，石膏应3倍于麻黄，并酌加薄荷、苏叶以助解表宣肺之力；若患者有汗而喘息，则属肌表无邪，病邪已全入里，肺热较重，属热壅于肺，治以清解肺热为主，石膏应5倍于麻黄，在此基础上可酌加桑白皮、黄芩以清泻肺中之热；若患者痰多喘息气急，则可加葶苈子、枇杷叶以降气化痰；若患者痰黄黏稠且有胸闷的表现，则加瓜蒌、桔梗以清热化痰，宽胸利气。但要强调的是，徐艳玲教授十分注意顾病患脾胃之气，方中石膏用量较大且药性寒凉，易损及中焦脾阳之气，故常加焦三仙以健脾益胃，防止大剂量石膏损伤脾阳。麻杏甘石汤不仅仅是为卫外感受热邪，邪壅滞于肺所设，倘若适量加味配伍得当，还可兼治表证和其他疾病。

辨证要点

麻杏甘石汤为治疗表邪入里化热，邪热壅遏于肺之喘咳的基础方。所以临床表现为喘咳、气急甚则鼻翼翕动、身热口渴、苔薄黄、脉浮数之主症。《伤寒论》原文提出"汗出而喘"，后世用于风寒之邪入里化热，或风热之邪袭肺，或外寒内热，但见肺热壅盛之身热喘咳、口渴脉数，无论有汗、无汗，临床应用上根据具体证候，随证加减，皆可获得良好的治疗效果。

辨证论治

哮病

哮病的发生为痰伏于肺，每因外邪侵袭、饮食不当、情志刺激、体虚劳倦等诱因引动而触发，以致痰浊壅塞气道，肺气宣降功能失常。《症因脉治》亦指出："哮病之因，痰饮留伏，结成窠臼，潜伏于内，偶有七情之犯，饮食之伤，或外有时令之风寒束其肌表，则哮喘之症作矣。"进而论之，哮喘"宿根"论的实质，主要在于脏腑阴阳失调，素体偏盛偏虚，对津液的运化失常，肺不能布散津液，脾不能输化水精，肾不能蒸化水液，进而导致凝聚成痰，若痰伏于肺则成为潜在的病理因素。徐艳玲教授认为：本病急性发作时以标实为主，主张采用宣肺平喘、降逆化痰等药物治疗。麻杏甘石汤根据病情加味，若里热喘甚、痰鸣息涌、不得平卧时则加黄芩、地龙、桑白皮以清热泄肺平喘；痰浊色黄黏稠者，加知母、瓜蒌、鱼腥草以加强清化之力；便秘腹胀加瓜蒌、大黄；寒热身疼者，配桂枝、羌活、防风以散风寒；痰浊蕴肺，咳痰多者加半夏、橘红以化痰止咳；发病前打喷嚏，鼻痒，外风甚者，加蝉蜕、薄荷疏风化痰；内风甚者，加僵蚕、钩藤熄风止痉；肾阳虚加补骨脂、鹿角片；肺肾阴虚加沙参、麦冬、生地黄滋补肺肾之阴。

喘病

喘病多为本虚标实之证。实喘发生多由素体外感风寒邪气，邪气入里化热；或饮食肥甘厚味，日久积热于内；或素体肺胃蕴热；皆可成为痰热，致使肺气不得宣发所致。《灵枢·五邪》曰："邪在肺，则病皮肤痛，寒热，上气喘，汗出，喘动肩背。"临床可见喘促气急，胸胀或痛，息粗，鼻翼翕动，咳而不爽，咳痰黏稠，伴有形寒，身热，烦闷，身痛，有汗或无汗，口渴，苔薄白或黄，舌质红，脉浮数（滑）等一系列表寒里热征象。本方可辛凉疏表，清热化痰，清肺平喘。如表邪偏重，无汗而恶寒，石膏用量宜减轻，酌加薄荷、苏叶、桑叶等以助解表宣肺之力；痰多气急，可加葶苈子、枇杷叶以降气化痰；痰黄稠而胸闷者，宜加瓜蒌、贝母、黄芩、桔梗以清热化痰，宽胸利膈。

咳嗽

《医学心悟》中指出："肺体属金，譬如钟然，钟非叩不鸣，风寒暑湿燥火六淫之邪，自外击之则鸣，劳欲情志，饮食炙灼之火自内攻之则亦鸣。"提示咳嗽不外两端，一为外感，一为内伤，而其中又以外感首居其位。《素问·太阴阳明论》谓"伤于风者，上先受之。"风为百病之长，外感咳嗽常以风为先导易挟其他邪气，致肺失宣发肃降。临床可见咳嗽，气粗，喉燥咽痛，痰黏稠色黄，口渴，头痛，舌红苔黄，脉弦滑。用本方可疏散肺热，宣肺止咳。若肺热内盛，身热较著，恶风不显，口渴喜饮，加黄芩、知母清肺泄热；邪热上壅，咽痛，加射干、赤芍清热利咽；热伤肺津，咽燥口干，舌质红，加天花粉、芦根清热生津。

徐艳玲教授指出麻杏甘石汤治有汗之喘，功在清热；麻黄汤治无汗之喘，功在散寒。寒热皆用麻黄者，以麻黄善能宣肺而为治喘之圣药。临床上，徐艳玲教授常以麻杏石甘汤化裁用于慢性阻塞性肺疾病、支气管哮喘患者急性期和缓解期的治疗，疗效显著。若患者表邪较重，原方再配紫苏、牛蒡子、薄荷等以增宣发透达之功；咳喘逆气，咳痰色白量多者，可加半夏、苏子、枇杷叶降气化痰；咳痰量少，色黄质稠，不易咳者，配以瓜蒌、桔梗、金银花、连翘清热化痰；咳逆气喘，喉间痰鸣，咳痰量多色黄，喘息不得卧，苔黄腻，脉弦滑者，加射干、桑白皮、葶苈子以清泄肺热，止咳平喘；感受外风身体重疼者，加防风、荆芥、羌活以祛风散邪；肝阳上亢，患有内风者，加天麻、钩藤平肝熄风；肾阳虚者，可合金匮肾气丸补肾助阳；肺肾阴虚者，可合麦味地黄丸填补肺肾之阴。

第二节　小青龙汤

《伤寒论》第40条："伤寒表不解，心下有水气，干呕，发热而咳，或渴，或利，或噎，或小便不利，少腹满，或喘着，小青龙汤主之。"《金匮要略·痰饮咳嗽病脉证并治》第23条："病溢饮者，当发其汗，大青龙汤主之，小青龙汤亦主之。"第35条："咳逆倚息不得卧，小青龙汤主之。"小青龙汤证是外寒兼水饮的证治。以咳嗽喘逆，咳白色泡沫样痰，恶寒发热，无汗，舌质淡，苔白滑，脉浮紧为辨证要点。当用该方发汗解表，宣肺化饮。方用麻黄、桂枝、细辛配伍，以温肺化饮解表；干姜、半夏配伍以温肺止咳，降逆平喘；合五味子以收敛肺气，防方中辛散太过耗伤肺气；合芍药、炙甘草以缓中敛阴，防温燥太过而伤阴。

徐艳玲教授认为：小青龙汤证是《黄帝内经》中关于形寒饮冷合并伤肺而致咳的最好诠释，是以张仲景为痰饮证创立的"病痰饮者，当以温药和之"为治疗大法。临床上见患者支饮，饮停于肺，阻碍肺气，喘逆日久，肺表气虚，外表不得固守，风寒极易侵袭，合于表寒，引发宿疾，加黄芪一味，以补肺气、助阳固表；若痰饮郁而化热，出现痰色转黄，质地黏稠，汗出，烦躁不得安等症状，故加辛甘大寒之石膏，寒而清痰饮之郁热，辛则走而不守；若胃气不安，上扰于肺，见咳喘伴恶心，嗳气，反酸等症状，加代赭石、旋覆花以和胃降逆；若痰饮厚稠，咳逆倚息，喘不得卧，胸闷喘满者，以小青龙汤加葶苈子泻肺平喘，温寒化饮；若患者久咳，大肠传导失司，可见大便秘结不通，加杏仁一味以降逆气，通腑气，上下并治；若肺脾气虚，见大便稀溏，脘腹胀满，纳呆，胸闷气短等症，应加黄芪、白术健脾益气；若肺肾阳虚，出现呼多吸少，畏寒肢冷，下肢水肿，舌淡有齿痕，苔白滑者，以小青龙汤加金匮肾气丸以补肾纳气；腰膝酸软，咳嗽喘息，动则尤甚，属肺肾阴虚者，加用六味地黄丸以滋肾阴；见脾肾阳虚，水湿饮停，咳嗽喘息，手足厥冷，小便难，脉沉细等症时，加附子一味，以温补脾肾之阳，温化寒饮，去水肿，平咳喘。

第三节　小青龙加石膏汤

《金匮要略·肺痿肺痈咳嗽上气病脉证治第七》第 14 条:"肺胀,咳而上气,烦躁而喘,脉浮者,心下有水,小青龙加石膏汤主之。"而孙思邈之《备急千金要方·第十八卷咳嗽门》校勘后言:"咳而上气,肺胀,其脉浮,心下有水气,胁下痛,引缺盆,设若有实者必燥,其人常倚伏,小青龙加石膏汤主之。"此方证是以外感风寒,内有里饮,郁而化热,饮甚于热为病机。以咳嗽,气喘,咳喘并重,肺气胀满,烦躁而喘为辨证要点,另外还当有恶寒发热,无汗,咳痰量多,痰质清稀,脉浮等症状。治宜用本方发汗解表,宣肺化饮,清热除烦。方中麻黄味苦温能"发表出汗,止咳逆上气",配桂枝,以解表透邪,宣肺平喘;干姜、细辛温中化饮;半夏味苦平"主治伤寒寒热,下气、咳逆",与干姜、细辛相配温中化饮,降逆平喘;五味子、芍药相配收敛肺气并敛阴,防方中辛散太过耗伤肺气,温燥太过而伤阴;再配少量石膏以清热除烦;甘草调诸药缓急。

小青龙加石膏证虽为寒饮兼热之证,亦当以温化为法。饮为阴邪,宜忌寒遏,故选清饮郁之热而无寒凝之石膏。若见患者喘促气短,头晕,脘腹胀满,纳呆,乏力,舌体胖大有齿痕者,加党参、白术以健脾益气;痰多壅盛者合三子养亲汤,以降气消痰,荡涤肺中实痰;有鼻窦炎病史,患者鼻塞流涕者,加辛夷、苍耳子以通鼻窍;咳嗽或喘息重者,加瓜蒌仁、苏子、款冬花以降气平喘;肾阳虚而喘者加淫羊藿、补骨脂以补肾助阳,纳气平喘。

第四节　越婢加半夏汤

　　《金匮要略·肺痿肺痈咳嗽上气病脉证治》第 13 条："咳而上气，此为肺胀，其人喘，目如脱状，脉浮大者，越婢加半夏汤主之。"徐艳玲教授认为：越婢加半夏汤证的病机是饮热互结于肺，肺气壅阻，气逆不得降而诱发本病。以其人喘促，双目胀突有如脱出之状为辨证要点，方中麻黄与石膏相配，既可宣肺泄热，又有辛凉清解利水之功；半夏、生姜降逆化饮；大枣、甘草调和诸药并缓和麻黄、石膏之偏性。

　　对于肺胀之急性病候，徐艳玲教授擅用越婢加半夏汤以宣肺泄热，降逆平喘。方中运用生姜、半夏等温化药的同时重用石膏、麻黄，亦有"温药和之"不可拘泥之意。若热重痰盛者，可加瓜蒌、鱼腥草、海浮石等以清热化痰；痰热壅结而便秘者，可加大黄、川贝母、黄芩等以清热通便化痰；津伤重者加芦根、天花粉等生津润燥；若外受风寒，邪热内传，热壅于肺者，加麻黄、石膏以清宣肺热，降气平喘；痰鸣气喘，咳痰量多色黄，喘息不得卧者，可合葶苈大枣泻肺汤以清泻肺热，止咳平喘。

第五节　射干麻黄汤

　　《金匮要略·肺痿肺痈咳嗽上气病脉证治第七》第 14 条："咳而上气，喉中水鸡声，射干麻黄汤主之。"徐艳玲教授认为：痰饮伏肺，遇外寒而发是本方证的病机所在。"喉中痰鸣连连作声"，是哮病的主要辨证要点，还有胸膈满闷，不能平卧，舌苔白滑，脉浮紧或弦等临床表现。在临床上，哮病的发病中，以寒饮上逆而为外邪诱发此病者较为多见。方中射干、半夏合用开结降逆；麻黄、细辛、生姜合用散寒行水，温肺化痰，再配以五味子，收敛肺气，散中有收，不伤正气；紫菀、款冬花合用止咳化痰，大枣和中缓急，补脾益气。诸药合用，共奏温肺化痰，散结降逆止哮之功。

对于哮喘，临床选此方时当参照如下几个方面：①该病的病因病机是外寒内饮，寒饮伏肺。②有喉间痰鸣辘辘，咳逆喘满，咳痰不爽，呼吸困难，不能平卧等临床表现。③有舌苔白滑或白腻，脉浮紧或弦，双肺听诊可闻及哮鸣音，或近距离就可闻及喉中哮鸣音的体征。若支气管哮喘患者，咳喘反复发作，夜间尤甚，咳大量白色泡沫样痰，胸闷不舒，可上方加白芥子、莱菔子、紫苏子以降气消痰；若咽喉痒，有过敏性鼻炎病史，常加蝉蜕散风除热利咽。若患者伴咳而遗尿，小便失禁，腰膝酸冷，应加覆盆子、桑螵蛸以益肾、固精、缩尿。

第六节　厚朴麻黄汤

《金匮要略·肺痿肺痈咳嗽上气病脉证治第七》第8条："咳而脉浮者，厚朴麻黄汤主之。"而《备急千金要方·第十八卷咳嗽门》又言："咳而大逆上气，胸闷，喉中不利如水鸡声，其脉浮者，厚朴麻黄汤主之。"此证的病机是饮热偏上，而近于表。其辨证要点为咳喘，胸满烦躁，但头汗出，倚息不能平卧，脉浮。此外，还当有喉咙不利、痰声辘辘，苔滑等症。治宜用本方清肺化饮，止咳平喘，利气降逆。方中麻黄、杏仁、石膏合用宣肺平喘，泄热止咳；细辛、干姜、半夏同用，细辛味辛温"主治咳逆"。干姜性温，"主治胸满咳逆上气，温中"，而半夏能燥湿除满，降气化痰，能"去胸中痰满""治胸胀，咳逆"，三药配伍化饮止咳力强；厚朴功善"消痰下气，力厚气雄"；小麦护胃安中；五味子收敛肺气，可防诸药辛散耗气伤阴。

以厚朴麻黄汤治疗寒饮挟热之咳喘，若风寒表邪重，原方去石膏用量，加紫苏、桂枝以解表祛风散寒；自觉喉间发紧而喘者，加白前、紫菀以降气平喘；喘咳，咳痰色黄稠黏腻者，去细辛、干姜，加桑白皮、地骨皮；气喘，痰多色白，量多，胸膈痞闷，纳呆者，去寒凉之性的石膏，加半夏、陈皮、茯苓以燥湿化痰，理气和中。喘满干咳少痰，舌红少苔，脉沉细者，去干姜、细辛，加沙参、麦冬以润肺滋阴。

第七节　麦门冬汤

《金匮要略·肺痿肺痈咳嗽上气病脉证治第七》第 10 条："大逆上气，咽喉不利，止逆下气者，麦门冬汤主之。"徐艳玲教授认为：此条文虽见肺病为主症，其实却源于胃，胃阴不足，则肺津无以承，而发为虚火咳喘。该证病机是肺胃津液耗伤，虚火上炎。以咳嗽，气喘，咽喉干燥不利，咳痰质黏，咳痰不爽为辨证要点。方中重用麦门冬 7 倍于半夏，两药配伍滋而不腻，麦冬味甘性寒以润肺养胃，清退虚热。半夏性虽辛温，但与大量的麦冬同用，麦冬清润之性制约了半夏辛燥之性，而留半夏降逆下气之用，两药配伍润而不燥，滋而不腻。再佐以人参、甘草、粳米、大枣益气生津，养胃滋阴，胃得安则气能生津，肺得而滋养，以培土生金。诸药同用，气津得生，虚火清而逆气降，则咳喘自消。

对于肺胃阴虚咳嗽、肺痿之证，治以麦门冬汤滋养肺胃。若见患者口干喜饮，咳痰不爽，痰中带血应加小蓟、白茅根以凉血止血；若咳嗽剧烈或气喘者，加炙麻黄以宣肺平喘。如见咽喉肿痛较重者，应加玄参、马勃以清肺利咽。另外徐艳玲教授特别指出：麦冬和半夏的配伍比例也是一个关键，一般为 4：1~7：1，如果火邪较重，津伤明显，则重用麦冬，滋阴降火以存津，如果胃阴不足兼脾阳虚，则应减麦冬之甘寒，增半夏之辛温，但麦冬的用量仍要远大于半夏。

第八节　苓桂术甘汤

《金匮要略·痰饮咳嗽病脉证并治第十二》第16条："心下有痰饮，胸胁支满，目眩，苓桂术甘汤主之。"《伤寒论》第67条："伤寒若吐、若下后，心下逆满，气上冲胸，起则头晕，脉沉紧，发汗则动经，身为振振摇者，茯苓桂枝白术甘草汤主之。"徐艳玲教授认为：苓桂术甘汤证的病机是脾胃阳虚不能制水，而痰饮内停。以头晕目眩，呕吐涎沫，背寒冷如手大，胸胁胀满，短气，心悸等为辨证要点。方用苓桂术甘汤以温阳蠲饮，健脾利水。方中茯苓味甘平能淡渗利水，并"主胸胁逆气，烦满，咳逆，利小便"，桂枝性温通阳，茯苓与桂枝相配能温阳化饮；白术味苦温能健脾燥湿，甘草味甘平能"主治五脏六腑寒热邪气，解毒"，并益气和中，白术与甘草相配能健脾益气，补土制水；诸药振奋脾阳，通畅水道，饮从下出，故云"小便则利"。

对于水气犯肺之咳喘，亦当以"温药和之"为法，用苓桂术甘汤温阳利水以平咳喘。若见患者喉中痰鸣，喘促气短，动则尤甚，咳痰量多，痰质清稀，面部和下肢水肿，舌淡白胖嫩，苔白滑，脉沉紧。该病当辨为脾肾阳虚，痰饮阻肺。治以温补脾肾，祛痰化饮。方用苓桂术甘汤加补骨脂、桔梗。该患喉中痰鸣，伴喘促，面部和下肢水肿，舌淡胖，苔滑为脾肾阳虚、痰饮上犯阻肺之象，故在苓桂术甘汤振奋脾阳的基础上，加补骨脂以补肾助阳，纳气平喘，桔梗引诸药上行于肺，又能祛痰宣肺。肺源性心脏病伴喘促气短，心悸，背寒肢冷，下肢水肿，失眠难安等症状，证属心、脾、肾气阳两虚者，徐艳玲教授常以苓桂术甘汤合金匮肾气丸加减治疗，另外徐艳玲教授还指出：若心衰重水肿甚者，可加重剂葶苈子以利水消肿。

第九节　甘草干姜汤

《金匮要略·肺痿肺痈咳嗽上气病脉证治第七》第5条："肺痿吐涎沫而不咳者，其人不渴，必遗尿，小便数，所以然者，以上虚不能制下故也。此为肺中冷，必眩，多涎唾，甘草干姜汤以温之。若服汤已渴者，属消渴。"《伤寒论》第29条："伤寒脉浮，自汗出，小便数，心烦，微恶寒，脚挛急，反与桂枝欲攻其表，此误也。得之便厥，咽中干，烦躁，吐逆者，作甘草干姜汤与之，以复其阳；若厥逆足温者……四逆汤主之。"甘草干姜汤证以上焦虚寒，肺气痿弱，病从寒化为病机。以频吐涎沫，却不咳不渴，遗尿或小便频数，头眩为辨证要点。方用甘草干姜汤以温其虚寒，恢复阳气。方中炙甘草益气补中，干姜辛温，炮后苦温，守而不走，温复脾肺之阳。炙甘草、炮干姜两药甘苦合用，重在温脾阳以复肺气，即培土以生金，此乃虚则补其母之法也。

徐艳玲教授常以温补脾胃之法治疗虚寒肺痿，用甘草干姜汤温肺胃之虚寒，培土生金以复肺胃之气。若肺寒咳喘，见恶寒怕风，脉浮等属表寒甚者，加紫菀、前胡、荆芥、杏仁以降气止咳平喘，祛风散寒；见胸闷，咳痰白稀，量多等属寒饮甚者加半夏、胆南星、白芥子、厚朴以温化痰饮；见乏力短气，大便稀溏等属寒湿甚者加苍术、茯苓、厚朴、薏苡仁以健脾化湿，止咳平喘；见腰膝酸冷，小便清长等属虚寒甚者，合金匮肾气丸补肾温肺；见咳而遗尿者，加桑螵蛸、益智仁以固精缩尿；若肺虚寒久病伤及肺络而咯血者，加小蓟、侧柏叶以治咯血之标，加茯苓、黄芪以助甘草干姜汤以治肺虚寒之本。

第十节 半夏泻心汤

《金匮要略·呕吐哕下利病脉证治第十七》第 10 条:"呕而肠鸣,心下痞者,半夏泻心汤主之。"徐艳玲教授认为:此条文的病机是寒热互结中焦,脾胃升降失司而致呕吐。以肠鸣下利,呕吐,心下痞满,满而不通,按之直濡等为辨证要点。方用半夏泻心汤开结除痞,和胃降逆。方中半夏、干姜辛以开之,黄芩、黄连苦以开泄清降热结,苦辛同用,降逆开痞;人参、大枣、甘草养中气,复胃阳。诸药合同,使中州枢机通利,升降有权,上下交通,则痞结开散,呕逆肠鸣亦相应而痊,全方有苦降辛开,调和胃肠之效。

对于胃食管反流性咳嗽,徐艳玲教授治咳始终主张肺胃同治。徐艳玲教授认为:肺脉起于中焦,还循胃口,使肺胃经脉直接相连,任何原因引起的胃失和降,都可能影响到肺的肃降功能,导致肺气上逆而发为咳,而肺失肃降,亦可以导致胃气失合,故肺胃息息相关。因而在临床治疗胃食管反流性咳嗽时,常用半夏泻心汤加减。若咳嗽较甚者,加杏仁、枇杷叶以降气止咳;若恶心呕吐感较重,加旋覆花,代赭石以重镇降逆止呕;若反酸嗳气重者,加吴茱萸一味与方中黄连合成左金丸,以达清泄降逆之功。

第三章　专病论治

从中医学、西医学两种医学体系对同一疾病进行认识，并对其结果进行比较分析，不但可研究不同医学体系的特点、共性，并且之于同一疾病，不同医学体系之间可各自取长补短，进而求同存异、优势互补，提高疾病的临床疗效。徐教授学贯中西，在第一章"辨证"基础上，本章细化介绍了其对现代呼吸内科常见病慢性阻塞性肺疾病、支气管哮喘、肺间质纤维化、慢性咳嗽、肺结节等的诊治经验。如针对慢性阻塞性肺疾病，徐艳玲教授特色治法可概括为：治虚为要，肺脾肾同补，重在补肾；补气为先，宣降同调，变理肺脏气机；标本同治，养正徐图，祛邪而不伤正；复法图治，药随证转，融诸法于一方。

第一节　慢性阻塞性肺疾病

1. 追本溯源、探讨病机

慢性阻塞性肺疾病（COPD）的病变机制繁复，发病原因众多，历来医家对此病的观点都是论述驳杂，支离繁复。徐艳玲教授在结合现代人生活状况及多年临床实践中积累的宝贵经验后，得出自己的观点。她认为：外邪的反复侵袭是 COPD 发作的诱因，肺、脾、肾虚损，正虚卫外不固为 COPD 的内在根本，肺脏感邪，迁延失治，导致痰瘀稽留，损伤正气为标。该病的病理变化为本虚标实。肺脾肾虚是本病病程中最为关键的环节，肾在其中又尤为重要。

1.1　感受外邪为诱因

COPD 是慢性疾病，久病耗气，肺主气，司呼吸，肺开窍于鼻，外合皮毛，为人身之藩篱，五脏之华盖，且肺为娇脏，不耐寒热，易于感受外邪。肺气虚肺卫不固，外邪从口鼻而入，首先犯肺，肺气壅闭，宣降失常，肺气不利上逆而为咳，升降失常严重时则发喘。肺朝百脉，主治节，助心行血，肺气失调，可导致血液运行失常，表现为胸闷、胸痛、面色晦暗，唇甲发绀，严重时则发咯血。肺通调水道，肺气失降，通调不利，水液潴留，代谢失常，则发水肿。久病及脾肾，脾肾气虚，驱邪无力，外邪引动伏邪而发病。

1.2　肺脾肾亏虚为本

徐艳玲教授认为肺脾肾亏虚是 COPD 的根本，COPD 具有反复发作、迁延不愈之特点，久则耗气，致肺气虚损，继则由肺累及于脾肾，肾虚日久又可导致肺虚、脾虚。

肺金为脾土之子，久病则子盗母气，肺病及脾，终至肺脾两虚。徐艳玲教授经过多年临床发现 COPD 患者多有脾虚表现：消瘦，面色萎黄无华，倦怠少气，易汗，痰多，纳差，便溏，舌淡、苔薄腻，脉细。脾气虚弱，脾失健运，不能正常输散津液，聚而成痰，痰湿内蕴上渍于肺而成浊痰，阻碍气机升降出入，临床上则发咳嗽，咳痰，胸胀满，气短；脾胃为脏腑气机上下升降之枢纽，脾为湿困，脾气不升，胃气不降，影响肺气宣发肃降，亦可加重症状；脾主运化，为气血生化之源，脾气虚弱，运化失常，土不生金，肺失后天濡养，加重肺之不足，肺气虚肺卫外不固，易感外邪，导致疾病易于反复。正所谓"邪之所凑，其气必虚"。

肺金为肾水之母，徐艳玲教授引陈士铎《辨证奇闻》中"久咳之人未有不伤肾者，以肺金不能生肾水而肾气自伤也"，肺主气，肾纳气，"母子相传"，肺病及肾，肺不主气，肾失纳气。久病则肾气衰惫，无力摄纳，气不归元，肾无生气之根，则肺亦难为气之主，肺肾气虚，摄纳失常，肺气上逆而发咳喘，致使气喘日益加重，若进一步发展，可见喘促气短，动则益甚。

肺依赖肾的纳气功能将吸入的自然界的清气吸入体内，为人体之气提供的重要来源。肾藏精，若肾精亏虚，先天之气不能化生；肾属水，肺属金，金水相生，肾虚日久，子病及母，肾虚导致肺虚，气失所主，气浮于上，不能为人体之气提供来源；肺属金，脾属土，肺虚日久，子病及母，导致脾虚，脾失运化，脾不能将饮食水谷化生为水谷之气，使水谷之气生成障碍。故肾虚最终导致肺、脾、肾三脏亏虚。

COPD 发病之初以肺脾肾三脏气虚为主，所谓"肺为生气之主、脾胃为生气之源、肾为生气之根"，这说明肺、脾、肾三脏功能正常才能使正气充盛。气虚将导致机体功能虚弱，更易反复发病，如：气的防御功能不能正常发挥，机体容易反复发病，疾病也不易治愈。气的固摄作用不能正常发挥，体内液体物质会大量丢失，可能出现各种出血，可以引起汗多、尿多、流涎、泄泻、遗精等，后期则气虚及阳，气为阳，肺气虚及阳，子病犯母，伤及脾阳，脾阳不足，运化失职，水液代谢失常，水湿内停；母病及子，肺金亏虚不能化生肾水，金水不得相生，肺肾气虚日久，损及于肾阳，导致肾阳不足，命门火衰，不能温煦脾阳，脾肾阳虚，阳气不足，气化失司，肾虚水无所主，脾虚土不治水，脾肾阳气不足为本，水湿内停为标，形成本虚标实之证。痰饮内停，阻碍气机，进一步加重喘促气短诸证。故 COPD 患者临床可同时证见痰饮、水肿、身重、脘痞、尿少等症状。肾阳为一身真阳之根本，命门火衰，心阳不足，心肾阳衰，则发喘脱。出现肺脾肾阳虚，甚至阴阳两虚。肺脾肾三脏在疾病的发病过程中，互为因果，相互作用，相互影响，成为 COPD 发生和反复发作的重要内因。

1.3 痰瘀阻肺为标

COPD 主要症候为反复咳嗽、咳痰、喘促气短，严重时可有面唇发绀，舌质暗红等特点，中医证属痰瘀阻肺。徐艳玲教授认为：痰瘀是 COPD 的重要病理产物，痰瘀阻肺是标，是 COPD 的基本发病机制，提出久病肺脾肾气阴两虚，痰瘀内伏，复感外邪而发病的观点。

痰饮是机体水液代谢功能失调后形成的病理产物，痰饮产生后又可作为独立的致病因素影响机体，导致机体发病。《素问·经脉别论》所载："饮入于胃，游溢精气，上输于脾，脾气散精，上归于肺，通调水道，下输膀胱，水精四布，五津并行。"表明水液正常输布与肺、脾、肾关系密切。随着痰饮学说的进一步发展，汉·张仲景《金匮要略·痰饮咳嗽病脉证并治》最早对痰饮进行了专篇的详细论述，并提出了"病痰饮者，当以温药和之"的治疗原则，沿用至今。关于津液的正常的生理输布的理论，徐艳玲教授进一步阐述津液代谢失常的病理代谢产物为痰饮，引陈修园在《医学从众录》中说"痰之本水也，源于肾；痰之动湿也，主于脾；痰之行气也，贮于肺"，提出COPD缓解期肺、脾、肾三脏虚损为痰浊的产生提供了病理基础，肺、脾、肾功能失调，不能共同协调发挥作用，导致痰饮在体内形成。

最初责之在肺气的升降失常，气机不利，肺为水之上源，主行水，肺气通过宣发和肃降的作用调节水液输布，若肺通调水道功能失司，肺气宣降功能不能正常发挥，则津液停聚不能正常布散，化生痰饮；肺金为脾土之子，久病肺气亏虚，子盗母气，脾病不能正常输散津液，脾主运化，易被湿邪困扰，若脾运化功能不能正常发挥，则水谷精微不能正常输布，聚为痰饮，上归于肺而成浊痰；久咳耗气，肺气虚则母病及子，损及肾气，肾气亏虚，蒸腾气化无力，水液内停，聚为痰饮。肾主水，肾阳不足，命门火衰，不能温煦脾阳，温暖肺阴及肺津，加重痰饮潴留。然痰饮形成之后，又作为致病因素作用于机体，进一步影响肺脾肾的功能，导致水液代谢障碍加重。

瘀血是COPD的另一个病理产物，徐艳玲教授总结其产生原因有三：一是气虚血瘀，COPD久病耗气，肺气虚损，不能贯心而朝百脉、主治节，无力推动血行，则血行迟缓涩滞不畅而为瘀；肺气虚则清气不足，脾胃为后天之本，肾为先天之根，脾肾亏虚则精化无源，肺脾肾虚，宗气不足，行血无力，停而成瘀；久病脾肾阳虚损及心阳，心气损伤鼓动无力，则血脉壅滞成瘀。二是痰浊致瘀，痰浊停留，壅滞血脉，阻碍气机，"脉为血之府"，脉道不通，则血滞为瘀。三是"久病必瘀"，徐艳玲教授认为初病在气，久病从瘀。COPD反复发作，病程较长，故久则病邪入络，影响血液运行，导致瘀血形成。

痰饮、瘀血来源相同，二者均是脏腑功能不能正常发挥，水液代谢功能失常后形成的病理产物，痰停气滞，气滞血瘀，相互影响，痰瘀相互交结致病，共同影响机体。痰饮和瘀血一旦形成，导致疾病反复发作，经久缠绵难愈，症状加重，治疗困难，影响预期治疗效果的实现。

徐艳玲教授的痰浊血瘀论已被现代循证医学所证实。现代医学研究COPD缓解期黏膜上皮修复、增生、纤毛功能障碍，鳞状上皮化生及肉芽肿形成，杯状细胞数目增多肥大，分泌亢进，腔内分泌物潴留，从中医角度来讲，就是痰浊阻肺。肺泡毛细血管的炎症浸润，亦会产生炎性分泌物，导致血小板聚集而形成微血栓，肺毛细血管网进一步破坏、毛细血管壁增厚以及通气／血流比例失调，则说明由于肺气壅滞进一步导致气滞血瘀、脉络受阻。

徐艳玲教授认为：痰和瘀均为阴邪，同气相求，既可因痰生瘀，亦可因瘀生痰，形成痰瘀同病。并引《血证论》"盖人身气道，不可有壅滞，内有瘀血，则阻碍气道不得升降，气壅则水壅，水壅即为痰饮"，强调痰与瘀可相互影响，是 COPD 发生、发展的重要环节。

1.4 内外病因相互作用

咳喘之病早在《素问》中就曾列"咳论"专篇记载，文义浩衍，博而且详，对咳喘的病因、病机、辨证、针刺治则均有论述，时至今日，仍对指导临床的辨证论治上有重要的意义。经云："外内合邪，因而客之，则为肺咳"，又说："五脏六腑皆令人咳，非独肺也。"《灵枢·邪气脏腑病形》云："形寒寒饮则伤肺，以其两寒相感，中外皆伤，故气逆上行"，以上皆强调了肺脏感受外邪以及脏腑功能失调均能导致咳嗽的发生。《医学心悟·咳嗽》中将肺形象地比喻成铜钟，内外邪为钟鸣的原因，"肺体属金，譬若钟然，钟非叩不鸣，风寒暑湿燥火六淫之邪，自外击之则鸣，劳欲情志，饮食炙膊之火自内攻之则亦鸣。"从以上来看，历代医家究其病因，求外无非风寒暑湿，求其内无非七情饮食。正如《景岳全书》云："咳嗽一证，窃见诸家立论太繁，皆不得其要，多致后人临证莫知所从，所以治难得效。以余观之，则咳嗽之要，只唯二证，何为二证，一曰外感，一曰内伤，而尽之矣。"

结合以上观点，徐艳玲教授认为：COPD 为内外病因相合，外邪犯肺，肺气壅遏不畅，不能及时透邪外达，进一步演化，致使肺虚不能通调水道，脾虚不能运化水湿，肾虚不能蒸腾阴液，痰瘀等病理产物内生稽留，愈加耗伤正气，导致肺、脾、肾三脏的虚损更加重，正虚卫外不固，阴阳气血亏耗，如此恶性循环。

2. 从"肺脾肾"论治慢性阻塞性肺疾病

2.1 从肺论治

2.1.1 肺之于慢性阻塞性肺疾病

慢性阻塞性肺疾病（COPD），顾名思义，首先是肺有疾。经云："肺乃华盖""诸气者，皆属于肺""肺朝百脉""通调水道""肺外合皮毛……皮毛先受邪气，邪气以从其合也""肺为娇脏，故不耐寒热。"传统中医认为肺主气，司呼吸，结构上其在人体的位置最高，覆盖于五脏六腑之上，张盖周身肃降，而令气血者顺畅；其又与外界相通，保护诸脏，免受外邪的侵袭，故为五脏之"华盖"；肺亦为水之上源，其主通调水道，使水湿运化畅通；肺又为娇脏，其体清虚，性喜清润，故不能容异物，不耐受寒热，更不耐邪气入侵，所以极易失于其肃降之责。此皆为肺所具之功能，人体以此卫护气机之通畅，使人体生理活动正常运行。当邪气外侵时，周身皮毛先受之，肺外合皮毛，所以肺首当其冲，肺卫被侵袭，从而引起咳嗽等一系列肺系病症，再则损伤他脏。正如《诸病源候论·咳逆短气候》所云："肺虚为微寒所伤则咳嗽，嗽则气还于肺间则肺胀，肺胀则气逆，而肺本虚，气为不足，夏为邪所乘，奎痞不能宣畅，故咳逆、短气也"，充分阐述了本病发展的过程。但本病发病的病位虽不止于肺，亦不离于肺，如《素问·咳论第三十八》说："然肺为气之主，诸气上逆于肺则呛而咳，是咳嗽不止于肺而亦不离于肺也。"宋·陈无择在《三因方》对此进而阐释："五脏皆有上气喘，但肺为五脏华盖，百脉取气于肺，喘即动气，故以肺为主。"明·张景岳《景岳全书·咳嗽》云："咳证虽多，无非肺病。"同时期的医家赵献可在《医贯·咳嗽论》中也认为咳嗽"虽分五脏六腑之殊，而其要皆主于肺。"清·喻嘉言认为："喘病无不本之于肺，然随所伤而互关，渐以造于其极。"这些医家皆指出本病当主要责之于肺，即肺为该病的主脏。所以，徐艳玲教授认为在 COPD 的辨证中，无论"咳嗽""喘病""肺胀"当中的任一种病症，其无外乎影响了肺的气机通调、导致肺体虚弱，或因外邪内侵，未能及时透达而留祸患；或因内邪客居于肺，致使肺气虚衰，功能减退。

2.1.2 辨证论治

由于肺在 COPD 之中非常重要，所以徐艳玲教授在治疗时，时时不忘补肺原则不离其中。由于本病病症繁杂，多数患者表现为"咳嗽""喘病""肺胀"等症的兼发，故临症时，徐艳玲教授多按分期治疗。

COPD急性发作期：徐艳玲认为此时的基本病机为肺气本虚，外邪侵袭，失其宣肃，所以在祛邪外出的同时，仍不志补肺理气化痰，气机通畅，才以助浓痰的排出，痰出则气畅，咳喘可止。万事不离阴阳，故可将COPD急性发作期分为寒热二证：①寒痰证：咳嗽气促，咳声重浊，咳痰色白，量多，质稀，可伴有鼻塞、流涕、畏寒发热，四肢不温等症，舌苔白腻，脉象脉浮或浮紧。治宜温肺化饮，理气化痰，药用小青龙汤合三子养亲汤加减。②热痰证：咳嗽气急，咳痰不爽，痰多色黄，质地黏稠，喘促气粗，喉中可有痰鸣，可伴有发热，面赤身热，喉燥咽痛，口干欲饮等症，舌质红苔黄，脉滑数。治以清热化痰，宣肺平喘之法，药用麻杏甘石汤加味。

COPD稳定期：患者稳定期时，多仅有咳嗽，喘息等轻微体征，此时不离肺虚，治当以补肺为第一要务，所以根据肺虚的情况分：①肺气虚证：平素易感冒，每遇气候变化则发病，咳嗽咳痰，声低气短，咳清稀样白痰，常有自汗，或动则汗出，倦怠懒言的症状，舌质淡嫩苔薄白，脉细弱无力。治以补肺固卫。方选补肺汤合玉屏风散加减。②肺阴虚证：干咳少痰，痰色白质黏，甚者痰中带血，身体消瘦，口燥咽干，五心烦热，夜寐盗汗，舌红少苔，脉细数。治以滋阴润燥、益肺生津。方选养阴清肺汤加减。③气阴两虚证：咳嗽日久，以上两证兼有者，治以益气养阴。方选沙参麦冬汤加减。

2.2 从脾论治

2.2.1 脾之于慢性阻塞性肺疾病

历代医家认知脾胃对于人身之重要者，莫过于金元时期著名医家李东垣，其曾在《脾胃论》中指出："内伤脾胃，百病由生"，由此可见脾胃不分家，脾胃为人身重要之本。探讨脾胃与肺的关系，先从脾始，传统中医认为"脾为后天之本，为气血生化之源"，这一经典认知，与传统中医的世界观不无关系。因为从阴阳五行上来看，脾居中央属土，"土爱稼穑"，故土能化生万物。故就如世间万物都虚生长于土地上一般，人体中的五脏六腑也均依赖于脾土为基础而生长，肺亦不例外。从胃探讨，《素问·经脉别论》中说："饮入于胃，游溢精气，上输于脾，脾气散精，上归于肺，通调水道，下输膀胱，水精四布，五经并行。"本条意为在生理状态下，饮食进入胃中，胃通过腐熟水谷的作用，将其转化为水谷精微，继而再通过脾的散精作用将之传输至肺，肺在得到精微的滋润，之后再发挥其本身的宣发肃降作用而把精微气血散布至胃及四肢百骸，它脏才得水精的滋养。由上述可见，肺与脾胃两者生理上相互维系，密不可分。再来全身气机之枢纽，是由肺主肃降，脾主升清，胃主通降，肝主生发这些共同组成，彼此调节，互相影响。根据黄元御"一气周流"学说，"一气周流"当有不同层次，从脏腑的层面来讲，心、肝之气由左升发，肺、肾从右下降，脾胃于中焦斡旋。当其中任何一个环节出现问题，气机不能周流，病患自生。故当脾气上升时，肺的清肃下降功能才正常，肺的功能正常才能利于胃气的下行以助消化，盖因肺胃同气相求的道理，而胃气的和顺通降，反过来可以助肺气下行，使气机枢转灵活自在，不至于肺气反逆，喘咳上气。从五行角度来解释，脾胃属土，肺属金，土生金，故两者是母子关系。脾胃虚弱，土不能生金，母脏及子脏，肺也日将虚弱。如果反过来可子病犯母，谓之"子盗母气"，如《类经·卷十三》云："肺病则及脾，盗母气也。肺金受伤，窃其母气，故脾不能守。"以上恰恰证明了肺与脾两者在生理病理中迭相为用，但又互为所害。另外当脾胃虚弱时，其运化水湿的功能将会降低，这往往会导致痰湿的内生，痰湿又为津液所化，根据"津血同源"的道理，日久还会互为资生转化，导致气血瘀滞。痰瘀这类阴邪最易导致的就是气机的阻遏，故临床上遇见这类疾病，故护脾胃为第一总要，还要不忘化痰祛瘀之法。

2.2.2 辨证论治

张仲景依据《黄帝内经》所说的"有胃气则生，无胃气则死"的理论，提出"四季脾旺不受邪"的观点。即只要人的脾胃功能保持旺盛，邪气就不会侵扰人体。清代张璐《张氏医通·诸气门》云："歧伯虽言五脏六腑皆令人咳，其所重全在肺胃，而尤重在外内合邪四字。"故徐艳玲教授在治疗COPD的过程中，始终兼顾脾胃。①肺脾气虚证：喘促，气短，久咳不已，痰多清稀，咳声低弱，少气懒言，面色萎黄，纳呆便溏，倦怠乏力，舌质淡或舌苔剥落，苔薄，脉象软弱或细数。治宜培土生金，方选具有补肺、健脾、益气、固表、止汗之功用的玉屏风散和四君子汤加减或金水六君煎加减。②脾阳虚衰证：在脾气虚证的基础上进一步损伤，疲乏无力，面色㿠白，大便溏薄，舌淡苔白，脉迟。治以补虚益气，振奋脾阳。方用理中丸加减。③脾虚湿盛证：咳嗽反复发作，咳声重浊，咳吐大量黏痰，色白或略灰，常痰出咳息，咳嗽可在进食生冷油腻或甜咸辣等刺激性气味的食物后加重，兼见胸满闷窒，脾气虚的症状，舌苔白腻、脉象滑濡。方用二陈汤合三子养亲汤加减。另外徐艳玲教授指出：在临床治疗肺系疾病时，西医常应用抗生素、糖皮质激素、茶碱类、解热镇痛药物等，这些在药理上都会造成胃黏膜的损伤，避免这些情况从而保护脾胃不受损伤，是"先安未受邪之地"思想的体现。

2.3　从肾论治

2.3.1　肾之于慢性阻塞性肺疾病

"肺为气之主，肾为气之根。肺主出气，肾主纳气。阴阳相交，呼吸乃和，着出入升降失常，斯喘作焉"，语出自清代林珮琴所著《类证治裁》。此句结合文意可理解为，"肾为气之根"是指肾是人体一身之气的根本，然其是承接"肺为气之主"而言，故可得知。其意在强调肺肾在呼吸运动中起到相互协同作用：呼吸方面肺虽主气司呼吸，但肺的吸气的功能仍需要依赖肾主纳气之职相助。肾的功能就像根茎一样，使气有"根"，其能维系摄纳呼吸之气，保持呼吸深度，防止呼吸过于表浅而致使的气逆而喘。上述的问题若从五行学说来看，肾为肺之子，金水相生，肺气久虚，则母病及子，日久必及肾，肾虚而使纳气功能失常，气无根依，可见动则气喘之证。《素灵微蕴·卷三》将这种生理功能比喻为："肺主呼吸，而呼吸之气直达肾水，故肾水之中亦有肺气。"张锡纯谓之："有因肾阴亏耗而致成肺病者。盖肾与肺为子母之脏，自序必吸母之气化以自救，肺之气化即暗耗。"由此可见肾无论对于肺，及肺之喘病病因都有起到至关重要的作用。清代温病大家叶天士在其《临证指南医案·喘》说："喘病之因，在肺为实，在肾为虚。"《医悟·卷五》曰"外感之喘出于肺，内伤之喘出于肾。喘之始出纳不利，病责之在肺。喘既久，升降不调，病遂及肾。"这些都阐述了肺肾致喘的发病机制无外乎外邪伤肺与内伤及肾，肾为一身根本。故在治疗上，宋代杨士瀛在其《仁斋直指方论》给出了治病大法及方药，"凡咳嗽暴重，动引百骸，自觉气从脐下逆奔而上者，此肾虚不能收气归元。当以地黄丸、安肾丸主之，毋徒从事于肺，此虚则补子之义也。"明代赵献可也遵《仁斋直指方论》之意，认为治疗咳嗽暴重之类疾病时，提倡以六味地黄丸滋肾水以止咳。所以古人云：万病不治求之于肾，保养好肾之元气，人体气血就可充盈起来，抵御各种疾病，从而益寿延年。

2.3.2 辨证论治

《素问·六节藏象论》曰："肾者主蛰，封藏之本，精之处也。"精化气，气化神，精气为人体组成的最基本物质。因肾乃先天之本，为五脏之本，精气不充则形体不固。COPD 病程日久，肺脾肾三脏俱损，先天真元及后天精微日益损耗，所以补益精气，使肾气充足，先天之气充足，才足以滋养后天，后天再反补先天，人体将日益强壮，症状即可减轻，病情的发展得以控制，这有利于患者减少发作次数，提高其生活质量。徐艳玲教授在临床上将这类病症分为 3 类：①肺肾气虚证：咳嗽、咳痰，喘促气短日久，呼多吸少，动则尤甚，咳声低弱，痰吐稀薄，神疲乏力，腰膝酸软，自汗畏风，小便常因咳甚而失禁，肢体湿冷，口唇青紫，水肿，舌质淡苔白或黑而润滑，脉象细数或沉弱。治以补益肺肾，纳气平喘。方选具有补益肺肾纳气平喘之功用的七味都气丸和补肺汤加减，上方肺肾双补，金水相生。诸药配伍，有补肾气、敛肺气之功，从而使一身之气保持旺盛，而聚集于一处，发挥正常的生理功能。偏于虚寒而症见畏寒、咳痰清稀量多、舌质淡、脉虚弱者，加入温肺益气之品，桂枝、干姜、炙甘草等；偏于虚热而症见午后潮热、形体消瘦、咳痰质黏稠、口渴咽燥、舌红而干、脉虚数者，加入滋阴清热、润肺生津之品，如麦冬、知母、玄参。久病夹瘀而症见唇甲青紫，杵状指，舌质紫暗有瘀点，舌下脉络曲张，脉细涩或结代者，加入赤芍、川芎、桃仁、当归以活血化瘀；白痰量多者加入陈皮、半夏以燥湿化痰；黄痰黏稠者加入黄芩、瓜蒌、桑白皮、地骨皮以清热肃肺化痰。徐艳玲教授在其临床治疗中，针对COPD 发病多年的患者，首重肾气的虚损，应用七味都气丸为底方进行加味，其效如桴鼓，疗效显著。②肾阴虚证：咳嗽、咳痰，痰少咽干，颧红盗汗，腰酸腿软，五心烦热，大便干，小便短数，舌质红，少苔，脉细数。治以滋阴补肾，方宜六味地黄丸加减。③脾肾阳虚证：喘咳，咳痰清稀如水，心悸，脘痞纳差，畏寒肢冷，面唇青紫，大便稀，小便清长，下肢水肿，甚至一身皆肿，腹部胀满有水，舌胖质暗，苔白滑，脉沉细。治以温肾健脾。方用真武汤和五苓散加减。偏于水肿势剧可加用车前子、沉香、黄芪、牛膝行气以逐水。水气凌心射肺，喘促重、夜间不能平卧，加用麻黄、葶苈子宣肺利水以平喘。

2.4　肺脾肾的关系

在中医整体观念的影响下，祖国医学认为人体是一个有机的整体，由许多组织器官构成，这些组织器官在体内虽然有不同的生理功能，但彼此都不是孤立的，在生理、病理上相互联系，相互影响。生理上时刻体现相互制约、相互依存、相互为用的关系，病理上亦时刻相互影响，共同影响疾病的发生、发展。肺、脾、肾三脏在呼吸运动、气的生成、水液代谢等方面关系密切。

在气的生成上，"肺为生气之主，脾胃为生气之源，肾为生气之根。"肺主气，司呼吸，肺通过肃降的生理功能将自然界的清气吸入体内，脾主运化，脾通过运化水谷精微的生理功能，化生出谷气，二者在肺脏中汇聚成宗气，肾藏精，肾脏封藏、贮存的先天之精气化生成元气，宗气和元气汇聚形成一身之气，维持人体生命活动。

在水液代谢上，《济生方》曰："肾为生痰之本，肺为贮痰之器，脾为生痰之源，肺不伤不咳，脾不伤不久咳，肾不伤不咳不喘"，说明肺、脾、肾三脏在水液代谢功能上关系密切，密不可分。肺主行水，脾主运化，肾主水，肺脏通过肾气、肾阴、肾阳的蒸腾气化及温煦的作用将水液布散全身，脾脏亦依赖肾脏蒸腾气化及温煦的功能才能正常发挥运化水液功能，将水液向上输布于肺。

故徐艳玲教授强调：COPD 是一种慢性复杂的肺系疾病，在临床治疗上，要重视肺脾肾之间的联系，兼顾整体，合而论治。

3. 从痰瘀阻肺论治慢性阻塞性肺疾病

3.1　化痰祛瘀、培土生金是基本治法

汉·张仲景在《金匮要略·痰饮咳嗽病脉证并治第十二》中最早提出了痰饮总的治疗原则"病痰饮者，当以温药和之。"张景岳《景岳全书》提出痰

源于津液血气,"脏腑病,津液败,留而为痰"的理论,五脏之病俱能生痰,皆起于脾肾,指出治痰的根本是使之不生。徐艳玲教授认为肺脾肾虚是痰瘀产生的根本原因,痰瘀阻肺是 COPD 发病的基本机制,谨从"治病求本"的原则,提出温肺健脾化痰、活血祛瘀、培土生金的基本治法。徐艳玲教授指出:慢性阻塞性肺疾病急性加重期(AECOPD)以痰浊、瘀血标实为主,急则治其标,重在健脾化痰、活血祛瘀,同时当治标固本,因为 COPD 反复发作者,肺、脾、肾三脏渐虚,即使在发作期亦可见到气短、动则尤甚、乏力、自汗出等正虚邪实之象,当以治肺为要,虚实兼顾;稳定期以本虚为主,缓则治其本,偏于健脾补肺、温肾纳气,且当标本兼顾,因为在 COPD 缓解期亦可见到痰鸣血瘀之证,也应参以活血化瘀祛痰之品,以冀祛除"夙根",减少复发。现代研究亦表明临床使用活血化瘀治疗方法,能够扩张血管,降低血液黏稠度,改善微循环,通畅血流,降低肺动脉压,改善心肺功能,增加组织器官的血氧供应,加速渗出物的吸收和炎症的消退,从而达到改善通气和缓解症状的目的。

3.2　辨证论治

3.2.1　急性发作期

徐艳玲教授提出分期论治的观点。依据临床表现、病机的不同,分别采取不同的治疗原则。AECOPD 指在疾病发展过程中,短期内咳嗽、咳痰、气短和(或)喘息加重、痰量增多,呈脓性或黏液脓性,口唇发绀,可伴有发热等症状。徐艳玲教授认为,AECOPD 痰瘀阻肺、肺失宣肃是其基本病机,化痰祛瘀同时通畅气机,以助痰液排出,痰出气畅则咳喘止,正如《黄帝内经·评热病论》所言:"劳风法在肺下…以救俯仰,巨阳引。"治法以健脾化痰,活血祛瘀为主。"阴阳者,天地之道也",水火者阴阳之兆也,寒热者水火之性也,故以寒热为纲统领于痰,将痰分寒热,并依此将 AECOPD 分为热痰与寒痰二证。

(1)寒痰证:咳嗽,咳痰量多色白、痰质清稀,喘促气短,可伴有畏寒、四肢不温、水肿,舌苔白腻,脉象濡滑。治宜温肺化饮,理气化痰,药用小青龙汤合三子养亲汤加蝉蜕、党参、地龙、川芎。"病痰饮者,当以温药和之",麻黄、桂枝宣肺止咳,细辛、干姜温肺化痰,五味子敛肺止咳、芍药益阴敛津，苏子、莱菔子、白芥子、半夏、理气化痰以止咳，蝉蜕祛风平喘，党参、甘草益气健脾，川芎、丹参活血祛瘀。众药合用，温化寒痰，健脾化痰，理气活血以止咳平喘。

（2）热痰证：咳痰色黄、量多、质黏、不易咳出、喘促气粗、喉中痰鸣、发热、舌质红、苔黄、脉滑数为主要表现。治以宣肺平喘，健脾化痰、活血化瘀之法。药用麻杏甘石汤加丹参、地龙、茯苓、白术、川贝。麻黄辛苦温，宣肺平喘；杏仁苦微温，肃降肺气而止咳平喘；石膏甘寒，入肺胃，清肺胃之热平喘而不伤阴；三者配伍，宣发肃降以平喘；茯苓、白术健脾以化痰，川贝清热化痰，丹参、地龙活血化瘀，地龙兼有解痉平喘；诸药合用，健脾化痰、活血化瘀、清宣肺热以止咳平喘。

3.2.2 稳定期

痰瘀证：症见咳嗽，咳引胸痛，喘逆气憋，口唇发绀，面色灰滞，爪甲紫暗，颈部青筋暴露，舌紫暗有瘀点或瘀斑，舌苔白腻或黄腻，舌下脉络迂曲，脉弦涩等。治疗当活血化瘀，方用桃仁四物汤加郁金、皂角刺、地龙、旋覆花、白芥子。若见胸膈满闷、心下痞坚、面色黧黑、舌紫苔白、脉沉紧者，为水停心下、上迫于肺，多见于合并于肺心病者，可加用桂枝、丹参、茯苓、葶苈子、川芎、赤芍、泽兰、泽泻、苏子等，以达到活血化瘀，利水定喘之功。

4. 涌泉穴中药贴敷疗法治疗 COPD

随着目前国际上提倡的自然疗法和逐渐兴起的中医热，穴位敷贴疗法以其简、便、廉、验的优点自然受到人们的青睐，并日益显示出无限广阔的前景和强大的生命力。穴位贴敷疗法最早见于《五十二病方》："蚖……以蓟印其中颠。"其疗法是根据中医经络学说理论，借助药物贴于皮部，对体表形成特定刺激，通过穴位的刺激、调节及药物吸收后的药效作用，通营卫，调升降，理阴阳，安五脏，扶助正气，祛除邪气，增强人体抵抗力。徐艳玲教授潜心研究贴敷机理，探寻其精髓，依据多年临床经验及对 COPD 缓解期病机特点的研究，提出用喘宁帖 2 号于三伏天及三九天贴敷双侧涌泉穴治疗 COPD 缓解期，经临床试用后疗效显著，现已在医院广泛开展。

4.1 贴敷方法

每晚临睡前应用温水泡脚 20 分，后取药膏（喘宁贴 2 号，徐艳玲教授自拟方，取麝香、细辛、吴茱萸等药物适量，黄酒调成糊状），贴敷双侧涌泉穴，纱布覆盖，胶布固定，于第二天早晨取下，每晚贴敷 1 次，每农历第一个伏天及第一个九天开始连续使用一个月，3 年为一个疗程。

4.2 机理探讨

4.2.1 激发经络之气

徐艳玲教授根据《针灸资生经》："针灸于诸穴皆分主之，独于膏肓、三里、涌泉特云治杂病，是三穴无所不治也"等文献记载，及长期临床摸索，将双侧涌泉穴确定为贴敷穴位。涌泉穴位于足底前 1/3 的凹陷处，为足少阴肾经的首穴，其经络循行属肾络膀胱，由肾上行过胸膈，入肺上喉，由肺络心脏，注胸部与手厥阴心经相交。《黄帝内经》中言："肾出于涌泉，涌泉者足心也。"其含义为：肾经之经气犹如源泉之水，来源于足下，涌出灌溉全身四肢各处。用药物刺激双侧涌泉穴，一则能激发经络之气，滋补肾脏，使肾精足，肾气旺，则肾精肾气能更好推动和调节人体新陈代谢和各脏腑形体的功能活动。此外，足少阴肾经进入肺中，由"经脉所过，主治所在"规律，刺激涌泉穴，亦能补肺益气，治疗肺经的病症。

4.2.2 补肾固肺，纳气平喘

肺属金，肾属水，金水相生。通过涌泉穴贴敷疗法，补益肺肾，肾阴又称"元阴""真阴"，肾阳又称"元阳""真阳"，所以肾阴肾阳为一身阴阳之根本，肾精充足，资助肺阳，滋润肺阴，使其正常发挥宣发肃降功能，推动津液输布，则痰饮不生，咳喘不作。

肺主气而司呼吸，肾藏精而主纳气。人体的呼吸运动，虽由肺所主，但亦需要肾的纳气功能协助。只有肾精及肾气充盛，封藏功能正常，肺吸入的清气才能经过其肃降下纳于肾，以维持呼吸深度。可见，在人体呼吸运动中，肺气肃降，有利于肾的纳气；肾精肾气充足，纳摄有权，也有利肺气之肃降。故云"肺为气之主，肾为气之根。"通过药物刺激涌泉穴，达到补益肺肾的作用，且肺肾阴阳互资，金水相生，使肺气肃降、肾的纳气功能协调完成，咳喘可停。

4.2.3　滋肾补脾益肺

脾胃与肾是先天与后天的互促互助的关系。脾胃运化水谷精微，化生气血，为后天之本；肾藏先天之精，是生命之源，为先天之本，脾运化水谷，是脾气及脾阴脾阳的协同作用，但依赖肾气及肾阴肾阳资助和促进才能健旺；肾所藏先天之精及其化生的元气，亦依赖脾气运化的水谷之精及其化生谷气的不断充养和培育方能充盛。先天温养激发后天，后天补充培育先天。

肺属金，脾属土，"补土生金"，故临床上有"虚则补其母"之法。脾胃为后天之本，《黄帝内经》指出："脾胃者，仓廪之官，五味出焉""中焦受气取汁，变化而赤，是谓血"故脾胃为水谷之海，气血化生之源，脏腑经络之根，脾虚不得濡养肺金，使肺气更虚；然"饮入于胃，游溢精气，上输于脾，脾气散精，上归于肺"，如肺的宣发肃降功能失司，精微物质不得转输，则水液停聚于中焦，痰饮内生，又会影响脾运化水液，故二者相互影响。

运用药物贴敷涌泉穴正是刺激先天之气的过程，使肾精肾气充足，则脾胃功能强盛。肾气充则资助他脏之阴阳，脾胃强则发挥其后天之滋养。今肾气旺，脾气足，肺既得先天之资助，又得后天之濡养，宣发肃降得以正常运行，痰饮自失，咳喘可停。

4.2.4　温补五脏，化痰行瘀

贴敷疗法，是运用药物刺激穴位，激发经络之气，温补肾阳。肾阳为一身阳气之根本，即"肾为五脏阴阳之本"。肾阳充足则通过对各脏腑阴阳的资助和促进作用，更好地主持和调节人体水液代谢的各个环节。肺阳得以温煦，则其宣发肃降的功能恢复正常，使饮邪经宣发作用上达皮毛，经汗液排出，肃降至肾，经肾气化作用生成尿液，输入膀胱，并在肾与膀胱之气的气化作用下而排出体外。《素问·至真要大论》云："诸湿肿满，皆属于脾"，故脾阳得以温煦，输送精微，运化水液，使其不致集聚内停，痰饮得以温化，且脾胃为脏腑气机升降之枢纽，脾气健运，脾升胃降之功能正常，则一身之气机调畅，有助于肺肾之水液代谢，而脾胃本身亦有升清降浊之功用，参与水液代谢的完成；肝主一身之气，气化则湿亦化，肝气温而条达，全身气机畅通，水湿得以疏泄；肾为"水脏"，肾气温煦，分清泌浊，清阳蒸腾，开合有度，水无泛滥之虑；心阳得温煦，离照当空，阴霾自散，以绝痰饮滋生之源。气行则血行，五脏之气得以资助，血液充足，鼓动有力，痰浊温化，脉道通畅，运行无阻，瘀血自化。

4.2.5 药物疗效

徐艳玲教授自拟方喘宁贴 2 号，采用细辛、吴茱萸等温热药物配成方，以辛温之麝香为引经之用，辛温发散，芳香透达，使药物透过皮毛腠理由表入里，通过经络的贯通运行，联络脏腑，沟通表里，发挥其温补肺脾肾，温化寒饮并活血化瘀之功效。

4.2.6 未病先防—体现中医"治未病"理念

医学发展至今，COPD 仍很难治愈，因此徐艳玲教授认为在 COPD 缓解期提高患者的抵抗力，预防疾病复发，延缓肺功能下降速度，提高生活质量是治疗的关键。而"未病先防，既病防变，已变防渐"正是"治未病"思想的核心。

徐艳玲教授在总结前人经验的基础上，结合临床实践，根据"春夏养阳，秋冬养阴"的理论指导，应用贴敷疗法。至三伏天，太阳直射在地球北回归线上，我国这时日照时间最长，天气最热，体内阳气最盛，此时应用温热药物刺激涌泉穴，经过体表引入经络，透达脏腑，使自然界的阳气、人体自身的阳气和药物的性能共同发挥作用，增强人体正气，祛除体内藏伏之邪气，进而达到预防 COPD 发生的作用；相反，到了三九天，天气最冷，体内阳气最弱，人体最易感受风寒之邪而发病，选取此时贴敷治疗，用药可以引导营、卫之气始行输布，鼓动经脉气血，温养脏腑组织器官固护肌表，使虚衰的脏腑机能得以振奋，鼓舞正气，使"正气存内，邪不可干"，减少疾病复发。

现代医学亦研究表明，穴位贴敷可以调节免疫功能，经穴位贴敷治疗后外周血 $CD4^+$ 细胞数目增加，同时可以使支气管肺泡灌洗液中 $CD4^+$ 细胞数目减少，可以调节 T 细胞的亚群及水平，改善了机体的反应性，增强了抗病能力，从而达到了防治目的。因此涌泉穴中药贴敷治疗 COPD 集中体现了中医"治未病"的核心理念。

4.2.7 临床研究

徐艳玲教授在多年临床实践中探索与研究，涌泉穴贴敷疗法也逐渐发展与完善。徐艳玲教授曾多次发表相关文章，其中《中药涌泉穴位贴敷治疗慢性阻塞性肺疾病稳定期的临床研究》，文章以 2002—2007 年间来本院呼吸门诊及病房收治的 184 名患者为例，随机分组，采用不同治法，疗程足后两组进行比较。结果显示：西药联合涌泉穴中药贴敷治疗较单纯西药在改善 COPD 患者的临床证候、症状、病情程度和肺功能，提高患者的生存质量方面有优势。其他如《中药涌泉穴贴敷治疗支气管哮喘临床研究》《"冬病夏治"中药贴敷涌泉穴治疗呼吸系统疾病机理探析》等，从不同角度论述并证明涌泉穴中药贴敷疗法值得在临床广泛推广。

综上所述，涌泉穴中药贴敷治疗 COPD 是中医传统医学的继承与发扬，它通过激发经络之气及药物经皮吸收所发挥的作用，温补肺、脾、肾三脏，解决 COPD 的根本矛盾，并温化痰饮，活血化瘀，标本兼顾，并体现了中医理论"治未病"的思想，使邪气除、脏腑健，最终达到治疗 COPD 的目的。且贴敷疗法具有用药安全，诛伐无过，简单易学，疗效确切，无创无痛，无不良反应等特点，值得进一步研究并在临床广泛推广。

4.3　注意事项

徐艳玲教授认为：因喘宁贴 2 号中含有大量温热药物，故有咯血、呕血、尿血等血证的患者，以及发热实证患者禁用，儿童慎用。涌泉穴贴敷疗法，虽然理论上任何 COPD 稳定期患者皆有疗效，但徐艳玲教授从多年临床观察中得出，临床表现偏于寒者效果尤为显著。

5. 结语

COPD 是临床上常见的疾病，发病缓慢，难以治愈，严重危害人类健康，给社会带来巨大的经济负担，重视 COPD 的防治刻不容缓。徐艳玲教授根据 COPD 特点将其分别归属于中医的咳嗽、喘证、肺胀，并总结病因病机以肺脾肾虚为本，痰浊瘀血为标。治疗长期应用西药疗效可，但副作用大。中医因其独有的理论体系，使得在治疗上有着独特的优势。徐艳玲教授依据多年临床经验，从肺、脾、肾脏腑论治及痰瘀论治相结合，分期辨证论治，以经方加减治疗 COPD，临床收效显著。徐艳玲教授指出：COPD 临床证候千变万化，不能拘泥于某一证型，削足适履，而应"观其脉证，知犯何逆，随证治之"，谨守病机，通权达变，灵活运用，遵中医辨证施治之法则，才能效如桴鼓。并针对 COPD 病机特点总结提出涌泉穴中药贴敷疗法，效果显著，患者临床症状明显缓解，生活质量提高，因免疫力增强，复发减少。

第二节　支气管哮喘

一、证治病名

徐艳玲教授认为《黄帝内经》虽无哮病之名，但在许多篇章里，都有关于哮病症状、病因病机的记载。如《素问·阴阳别论》曰："阴争于内，阳扰于外，魄汗未藏，四逆而起，起则熏肺，使人喘鸣。"《素问·生气通天论》曰："因于暑，汗，烦则喘喝。"至汉代张仲景《金匮要略》名为"上气"，并有"咳而上气，喉中水鸡声"的记载。隋代巢元方《诸病源候论》称本病为"上气鸣息""呷嗽"。宋·许慎微《普济本事方·卷一》称本病为"齁喘"。宋·王执中《针灸资生经》始现"哮喘"之名："因与人治哮喘，只缪刺肺俞，不缪刺他穴。"时至金元时期朱丹溪《丹溪心法》一书中始以"哮喘"作为独立的病名成篇，且理法方药俱备。明·虞搏《医学正传》对哮喘做了明确的区别，指出"哮以声响言，喘以气息言，夫喘促喉间如水鸡声者，谓之哮；气促而连续不能以息者，谓之喘。"认为呼吸急促，张口抬肩为喘证，而喘气出入，喉间有声为哮证，哮证必兼喘，而喘证不必兼哮。这样区别对辨证论治有一定意义。后世医家鉴于哮必兼喘，故一般统称为哮喘，为了与喘证相鉴别，亦称之为哮证，或哮病。国家中医药管理局于1995 年颁布了《中医病症的诊断疗效标准》，将本病正式命名为哮病，并明确了哮病的诊断及疗效标准，为后世医家在临床辨证治疗中起到了重要的指导作用。

二、病因病机

1. 对哮喘病因病机的认识

徐艳玲教授认为对哮病病因病机的认识，古今临床医家各有不同的见解。首见于《素问·通评虚实论》曰："乳子中风热，喘鸣肩息……"提出了外邪侵袭，阴阳失调而致哮喘的病因病机，并认识到其病位在肺，并明确哮喘发作时的症状。汉代·张仲景在《金匮要略·痰饮咳嗽病脉证并治第十二》"膈上病痰，满喘咳吐……必有伏饮。"明确地提出了哮喘的病因是膈上病痰，痰为哮喘之夙根。元·朱丹溪更加肯定了这一认识，指出："哮喘……专主于痰。"清代《张聿清医案》亦曰："喘因痰作""欲降肺气，莫如治痰。"指出痰邪致病的病理原因，提出了治哮重在化痰的重要性。宋·杨士瀛《仁斋直指方论》云："肺主气也，一呼一息，上升下降，营卫息数，往来流通，安有所谓喘？惟夫邪气伏藏，痰涎浮涌，呼不得呼，吸不得吸，塞肺脘，激动争鸣，如鼎之沸，而哮喘之形状具矣。"指出哮喘病位在肺，痰饮壅阻肺气，而致发病，进一步指明哮喘发病的夙根为痰饮伏肺。清·叶天士《临证指南医案》谓："若夫哮证，亦由初感外邪，失于表散，邪伏于里，留于肺俞故频发频止，淹缠岁月，更有痰哮、咸哮、醋哮，过食生冷及幼稚天哮诸证。"指出外邪袭肺，失于表散，邪留于肺，又遇饮食不当，引发哮喘，同时又提出了先天禀赋不足在哮喘发作中的作用。《赤水玄珠》亦曰："有自童幼时，被酸咸之味，或伤脾，或呛肺，一致痰积气道，积久生热，妨碍升降而成哮证，一遇风寒即发。"陈修园在《时方妙用》中所言："哮喘之病，寒邪伏于肺俞，痰巢结于肺膜，内外相应，一遇风寒暑湿燥火六气之伤即发，伤酒伤食亦发，动怒动气亦发，劳役房劳亦发"指出寒邪为致病的夙根，每遇外感、内伤、七情而发。清·唐宗海《血证论》指出："气壅饮是病理产物，是由于脏腑，特别是水壅即为痰饮，痰饮为瘀所阻则愈冲犯肺经……是以倚息不得卧也。须知痰水之壅，由瘀血使然，但去瘀则痰水自消。"指出痰瘀是哮喘发作的夙根，痰瘀即是病理产物，又是致病因素。王肯堂《证治准绳》亦曰："产后恶露不快散，血停凝，上薰于肺致喘"，可见痰凝血瘀伏藏于肺成为发病的夙根。宋·许慎微《普济本事方》说："本病有苦至终身者，亦有母子相传者。"

指出了哮喘具有先天遗传这一发病特点。对其发病机理，明·秦景明《症因脉治·哮病》曰："哮病之因，痰饮留伏，结成窠臼，潜伏于内，偶有七情之犯，饮食之伤，或外有时令之风寒束其肌表，则哮喘之症作矣。"清·李用粹《证治汇补》则认为："内有壅塞之气，外有非时之感，膈有胶固之痰，三者相合，闭阻气道，发为哮病。"指出内外合邪，内邪为外邪触发，壅阻气道，痰气搏结，引发哮喘，以邪实为主。清·林珮琴《类证治裁》曰："肺为气之主，肾为气之根，肺主出气，肾主纳气。阴阳相交，呼吸乃和。若出入升降失常，斯喘作焉。"指出肾气虚损，摄纳失常，上干于肺，引发哮喘。故肺、脾、肾三者中任何一脏功能发生障碍都会形成"清者难升、浊者难降，留中滞膈，壅阻肺气"，使肺失宣降，而致哮喘发作。

哮病病变机理繁复，发病原因众多，诸多医家对其理论众说纷纭、百家争鸣。徐艳玲教授认为哮喘的发作是内因和外因共同作用的结果。内因为哮病的"夙根"内伏痰饮或内风，外因为非时之邪，伏痰遇感引触，痰随气升，气因痰阻，痰气相互搏结，壅阻气道，肺失宣降，而至痰鸣如吼，气息喘促。其病位在肺，其根在脾肾，与肺、脾、肾、肝四脏功能失常有关。肺胃共为后天之本，人体之精气是生命活动的物质基础，是人体生命活动的动力。水谷之精气源自脾胃，自然之清气有赖于肺脏，因此则有"肺胃共为后天之本"之说。若脾胃虚弱，中虚失运，精微不化，失于升降，水湿不运，则聚而为痰饮；金乏土培，痰饮伏肺，而成为哮病的夙根。且肺脾两虚，营卫失调，卫外不固，外邪极易客袭，邪蕴于肺，壅阻肺气，肺失宣肃，津液不布，凝聚为痰，阻塞气道，发为哮喘。此为哮喘反复发作、缠绵难愈之主要内在原因。因此，肺胃之气不但直接关系人体正气的强弱，而且也决定着肺系疾病的转归。同时支气管哮喘与饮食不当有密切联系，现代人嗜食冷饮的饮食习惯导致寒邪循肺经上传与肺，致脾失健运，饮食不规正化，痰浊内生；或过食肥甘厚味，或进食海膻发物致使脾失健运痰浊内生，上干于肺，壅阻肺气，导致肺气上逆而咳喘，进一步指出了脾失健运在哮喘发病中占重要地位。正如《难经·四十九难》云："形寒饮冷则伤肺。"或因先天禀赋不足，或因后天（或病后）失养，脏腑阴阳失调，致肺不布津，脾不健运，肾失蒸化，均可致津液凝聚成痰。痰从热化则为痰热（热哮），痰从寒化则为寒饮（冷哮）。同时又指出肝为风木之脏，风气通于肝，风易入之，五脏虽皆有风，而犯肝经者多。"内风始生于肝"，肝为刚脏，体阴用阳，肝阴（血）不足，筋脉失养，血虚生风，虚风暗动。若遇外感，外风极易引动内风，同气相求；或因情志不悦，肝气失调，郁而化火，皆可资助或鼓动肝风，风胜则动，致痉，引起支气管痉挛，而引发哮喘。痰又为有形之物，必碍无形之气，痰阻气滞，又碍血行，血行受阻，久必成瘀，痰瘀互结，形成因果循环，结成窠臼，潜伏于肺，遂成哮喘之夙根，成为哮喘迁延不愈并发它证的病理基础。

1.1　病因内外互应

哮喘发病为内因和外因共同作用的结果，正如《证治汇补》中所言："哮即痰喘之而常发者，因内有壅塞之气，外有非时之感，膈有胶固之痰，三者相合，闭拒气道，搏击有声，发为哮病。"十分详细地阐述了哮病的病因病机。肺主皮毛，与天气相通，为娇脏，易感外邪，尤以风邪为主，风为百病之长，性"善行数变"，与哮喘发病时作时止、变化迅速、昼轻暮甚的特点是一致的。外邪引伏肺之痰，痰随气升，互相搏击，导致哮病发作，故应重视肺气的固摄卫外作用，不可令外邪侵入体内而引动伏痰。内因为哮病的"夙根"——伏痰。痰的生成与肺脾肾三脏的关系密不可分，"肺为贮痰之器，脾为生痰之源"，脾失健运，水液内停，久而痰浊内生，肾虚精亏，失于主水，阳虚水泛成痰，或阴虚虚火炼津液成痰，均可使痰浊上干于肺，痰阻气机升降失常。肺主一身之气；肝主疏泄，居中调畅气机；肾主纳气，为气之根，若肺失肃降，肝失疏泄，肾不纳气均可导致哮喘的发病，故治哮病之上逆之气重在调理肺、肝、肾三脏。另外，哮喘的发病有家族遗传因素，肾为先天之本，先天禀赋不足，正无以与邪争，易发哮喘，亦为哮喘发病的内因之一。

1.2　病机专主于痰

"痰"在哮喘发生发展过程中起着非常关键的作用，其贯穿于哮病发病发展的始终。"伏痰"之说为多数医家所认可，如同朱丹溪所云："哮喘专主于痰。""痰"是脏腑功能失调的病理产物，却又是哮喘反复发作的诱发因素。人体津液运化输布失常，聚积成痰，藏伏于肺，成为"夙根"，是发病的潜在隐患，在各种诱因的诱导下发而为哮。而痰的生成应责之于肺、脾、肾三脏——肺之不能输布津液，脾之不能运化水谷精微，肾之不能蒸发津液，以致津水凝聚，积液成痰。所以徐艳玲教授提出"夙根"可进一步归结为肺、脾、肾三脏的功能失调，而"痰"则是导致哮喘发病的枢机。然"痰"并非是哮病发生的唯一的病理因素，因为痰饮内伏并不能孤立存在，其常与气滞血瘀相互作用。传统医学认为病久必招瘀患，因痰饮伏肺，而导致气机升降失调，这不仅会致使津液凝聚成痰，还会留有气滞血瘀的隐患，致使出现痰瘀互结的局势。瘀血生则脉络阻，瘀阻不化，痰不能消，故气道不畅，邪去无路，使咳难平喘难止。哮病日久，亦不可以忽视瘀血对哮喘患者的影响。

1.3 病性本虚标实

肺部疾患往往"本虚标实"，发时如此，缓时亦然。哮之一病，反复发作、缠绵难愈，缓解期病症不显，但可见气短、动则尤甚或表现哮喘持续状态等表现，所谓"痰饮留伏，结成窠臼，潜伏于内。"由于肺虚不能化津、脾虚积湿或肾虚水泛，津液凝而成痰，以致邪实正虚，进而病发。发时多以邪实气盛为主，痰浊壅盛、瘀血阻络，致气机郁滞，可见喘促痰鸣，张口抬肩，胸闷气滞，面色青暗，甚则喘息不能卧。时病日久肺脾肾俱虚，使发作时可见喘促气短、动则尤甚等病症表现；见肺肾两虚时，肺肾摄固失职，则正虚可与邪实同时出现；至喘脱危证，更应攻邪与扶正固脱双管齐下，若时时拘泥于"发时治标"之说，则错失施救佳机。故徐艳玲教授指出：法其宗、不离其本，发时以邪实为主，治以祛痰利气，攻邪治标；日久则由实转虚，治当扶正祛邪兼施，采取祛痰同时补肺、健脾、益肾等法；然发时未必全为标实、缓期未必俱为本虚，临证施治应抓住整体观念、治病求本、辨证论治，才能有更好的临床疗效。

1.4 病发于肺而不止于肺

《黄帝内经》有云："诸气膹郁，皆属于肺。"肺为华盖，主司呼吸，痰气搏击于气道，宣发肃降失常，肺管狭窄而致呼吸困难，气息喘促；由于气机升降出入失常，引动停积于肺之伏痰，则伴发哮鸣之声。故而哮喘发作的病理基础是痰气相搏，而主要损及的脏器是肺系。肺为娇脏且开窍于鼻，外合皮毛，与外界气候有密切关系，故遇气候突变，由热转寒，或秋冬寒冷季节，哮病发病率较高。或吸入烟尘、花粉、毛发、异味气体等，影响肺气宣降，均可导致哮病发生。故而哮病发于肺，但同时与其他脏腑密切相关。从病因上说，因于外感者多为肺卫不固，因于饮食不当者病源于脾，因于情志刺激者责之于肝，而素质不强者则多以肾为主。从病理因素上说"痰"的产生责之于肺脾肾三脏，肺不能布散津液，脾不能运输精微，肾不能蒸化水液，以致津液凝聚成痰。若因情志刺激，肝失调达，气机郁滞，气滞血瘀或郁久化火，肝火灼金，加重病情。从病情变化上看，哮病长期反复发作，寒痰伤及脾肾之阳，痰热灼烁肺肾之阴，可表现为肺、脾、肾等脏器虚弱症候。最终病发于肺，及于脾肾心，形成肺气胀满，不能敛降之肺胀重症。当肺肾两虚而痰浊壅盛，肺不能调节心血运行，肾虚命门之火不能上济于心，可累及心阳，甚或发生喘脱危候。

1.5 整体观念

中医根据各脏的生理特性，将五脏归属于五行，以自然界的五方、五时、五气、人体的五脏为基本骨架的天人相应的理论结构。"五行"是从中国古代朴素的唯物哲学移植到中医药领域，并且作为中医药理论的纽结，为中医药理论带来了一种思维方式。五行上，脾土为金之母，肾水为金之子。母病及子，子盗母气。心属火，火克金，即火亢金危。肝属木，木侮金，即木火刑金。

徐艳玲教授认为五脏是人体的核心，也是中医整体观念的核心。五脏六腑通过经脉相互联系，维持着正常的生命活动。一脏或一腑之病皆可通过经脉传至其他脏腑。哮病的病位在肺，其他脏腑的功能失常均可导致肺失宣肃，气机上逆而发哮喘。在临床上治疗哮喘之时，徐艳玲教授整体辨证施治：补脾土、固肾气、清心火、疏肝气、通大肠以调肺，综合运用中医整体观念治疗哮喘，临床效果显著。

1.5.1 天人合一的整体观

在疾病的认识上，中医学认为人和自然是一个有机的整体。哮喘患者反复发作性的喘息、气急、胸闷或咳嗽等症状，常在夜间和（或）清晨发作、加剧。一般认为儿童患病率高于青壮年，老年人群的患病率有增高的趋势。《灵枢·顺气一日分四时》云："百病者，多以旦慧，昼安，夕加，夜甚。"徐艳玲教授认为：夜间和清晨之时人体阳气衰弱，正不胜邪，且阴格阳于上，导致哮喘发作或加重。儿童及老年人阳气亦虚，易发哮喘。由此可见，哮喘的发病和自然界密切联系。因此，她认为在支气管哮喘的治疗上应结合患者的年龄，体质的阴阳盛衰特点等进行遣方用药，如儿童患者，其稚阴稚阳之体、脏气清灵，治疗上随拨随应，不宜呆滞、重浊，不得妄加攻伐，小儿肺气肃降功能尚不完善，有待于依靠自身的发育成长，切不可乱用补益之品。而老年患者阴阳俱弱，驱除"夙根"的同时应注重扶助阴阳、正气。

1.5.2 五脏为核心的整体观

喻嘉言云："喘病无不本之于肺，然随所伤而互关，渐以适于其极……"可见哮喘病位在肺。生理上肺主气，司呼吸，是气的生成与气机调畅的基本条件。肺气的运动主要表现为宣、降两种形式。宣，宣发之意，是肺气向上向外的运动。《灵枢·决气》云："上焦开发，宣五谷气，熏肤，充身，泽毛，若雾露之溉，是谓气。"这里所谓的开发、宣，正是肺脏的宣发运动。降，即下降。肺位居上焦，藏象学说认为，肺为五脏六腑之华盖，位置至高，故其气以下降为顺。肺的任何生理功能都是通过肺的宣降来完成的。另肺主宣发与肃降，保证了呼吸运动、水谷精微及正气的输布以及水液代谢的正常。

心为君主之官，主神志，五脏六腑在心脏的领导下进行着正常的生命活动。心主血，血为气之母。气机的正常有赖于心血的濡养。从生理上看，肺气的正常运行有赖于心功能的正常。

肝主疏泄，调畅气机。肺居膈上，在上者其气肃降；肝居膈下，在下者其气升发。但肝升肺降，又是相反相成的矛盾运动。肺气之降，不但有利于肝气之升，更重要的是制约于肝，防止肝气升之太过。而肝气之升，不但有利于肺气之降，促进了肺主气、司呼吸功能的顺利进行，同时也抑制了肺气的肃降太过而失于宣发。

脾主运化，为后天之本、气血生化之源。脾气健运，运化水液。气之盛衰与肺司呼吸、脾主运化有十分密切的关系。脾土虚弱，无以生金，脾失健运，水饮内停，上干于肺，肺气不足，气机不利，上逆而喘。

肾主藏精，主水液，主纳气。水液代谢其本在肾，其末在肺。《类证治裁》云："肺为气之主，肾为气之根，肺主出气，肾主纳气，阴阳相交，呼吸乃和，若出纳升降失常，斯喘作焉。"肺吸入清气必须下归于肾，方可呼吸顺畅。且肾气不化，水饮内停，久而成痰，上干于肺，肺失清肃，发为哮喘。

此外，肺与大肠相表里。《灵枢·四时气》云："腹中常鸣，气上冲胸，喘不能久立，邪在大肠。"大肠实热，腑气不通，由经传脏，肺气不降，上逆而喘。

经络系统连贯全身，它把脏腑、经络、肢体、五官九窍等连结成为一个有机整体。《灵枢·经脉》："大肠手阳明之脉，起于大指次指之端……上出于柱骨之会上，下入缺盆，络肺，下膈，属大肠……""心手少阴之脉……其直者，复从心系却上肺，下出腋下，……""肾足少阴之脉，起于小指之下，……其直者，从肾上贯肝膈，入肺中，循喉咙，挟舌本。其支者，从肺出，络心，注胸中。""肝足厥阴之脉，起于大趾丛毛之际，……其支者，复从肝别贯膈，上注肺。"五脏六腑通过经络相互联系，其他各脏的病变可以循经至肺，导致肺宣降功能失常，上逆而喘。

三、辨证治疗

徐艳玲教授认为：哮喘之证，根据疾病的病理表现，辨证分型为发作期和缓解期。其病理属性为本虚标实，病理演变为寒热、虚实、邪正消长转化的过程。发时痰浊壅盛、气机郁滞，一派实证之象；发后缓解期有汗出、气短等疲惫之象，又现一派虚象。哮喘之症久发，肺、脾、肾三脏渐虚，即使在发作期亦可见气短、动则尤甚等正虚邪实之象，徐艳玲教授此时以治肺为要、虚实兼顾。缓解期虽有肺、肝、脾、肾的不同虚候，但临床每多错杂并见，在调补肺、肝、脾、肾四脏的同时，参以化痰降气之品。从脏腑关系看，肾为五脏六腑之本，久病必伤肾，因此对于哮喘缓解期的治疗，扶正固本益重补肾。综合运用中医整体观念、辨证论治，标本兼顾，以期祛除"夙根"治疗哮喘。临床发作期多采用温肺化饮，理肝气、顺肺气，疏风解痉，痰瘀同治，通腑降气，肺肠同调。缓解期采用健脾益肺，培土生金，补肾纳气，肺肾同调，未病先防，既病防变的治疗方法，临床效果显著。

1. 从肺论治

1.1 肺与哮病

哮喘发病不限于肺，但也不离于肺，肺为主病之脏。哮病以发时喉中有哮鸣声，呼吸气促困难，甚则喘息不能平卧、气短、乏力等为特征。因肺主气司呼吸，行营卫，治阴阳，是人体气机调节的枢纽。正常情况下，肺脏通过其宣发和肃降功能，把水谷精微输布于皮毛，将卫气宣发至体表，发挥其"温分肉，司开合"的作用，以保卫机体，抵御外邪。又因肺为华盖，开窍于鼻，外合皮毛，主司一身之表，直接与外界相通，外来风寒或风热之邪，可由鼻直接犯肺或经皮毛犯肺，故在一定的条件下，容易感受外邪。肺脏如果不能及时表散，邪蕴于肺，壅阻肺气，或他脏之病气上犯，气不布津，津液凝聚，聚液成痰，痰液阻塞气道，影响肺气的宣降，呼吸不利，因而致哮。正如《丹溪心法·喘》云："肺以清阳上升之气，居五脏之上，通荣卫，合阴阳，升降往来，无过不及，六淫七情之所感伤，饱食动作，脏器不和，呼吸之息，不得宣畅而为喘急。"

1.2 临床治疗

鉴于肺在哮病发病中的重要作用，故徐艳玲教授治疗哮喘非常重视肺脏。哮喘新发，多由外感所致，以邪实为主，此时一般病程较短，病情相对比较单纯，其他脏腑功能尚处于正常阶段。此时可称为"在肺"阶段。应紧扣病情这个环节，以治肺驱邪立法进行施治，或宣肺，或肃降，或清肺，或泻肺，此即"既发以攻邪气为急"之意。若肺脏已虚，则适当补虚、滋阴、润燥。

发作期

寒哮：若病因于寒，素体阳虚，痰从寒化，而致寒饮伏肺，肺失宣畅，则发为寒哮。症见喉中哮鸣如水鸡声，痰白而黏或稀薄多痰，胸膈满闷如塞，口不渴或渴喜热饮，形寒怕冷，天冷受寒易发，面色青晦，舌苔白滑，脉弦紧或浮紧。治以宣肺散寒，化痰平喘。方选射干麻黄汤或小青龙汤加减，药用射干、麻黄、生姜、半夏、细辛、紫菀、款冬花等。多见于外源性哮喘，因气候过敏，寒冷刺激而发病，故在气候突变时易发，具有明显的季节性和一定的地区性。

热哮：若病因于热，素体阴虚或阳盛，痰从热化，痰热郁肺，肺失清肃则发为热哮。症见喉中痰鸣如吼，喘而气粗息涌，胸高气促，咳呛阵作，咳痰黄稠不畅，身热汗出，面赤口苦，口渴喜饮，舌质红，苔黄腻，脉弦滑或滑数。治以清热宣肺，化痰定喘。方选定喘汤或越婢加半夏汤加减，药用炙麻黄、杏仁、黄芩、款冬花、苏子、白果、桑白皮等。热哮者伴便秘尿赤者较多见，加大黄、全瓜蒌、枳实、厚朴，以通腑利肺。多与体内感染病灶所致的过敏反应有关，并涉及哮喘性嗜酸粒细胞增多症，或表现为典型的夏季哮喘。

寒包热哮：若"痰热内郁，风寒外束"，客寒包火，则发为寒包热哮。症见喉中有哮鸣声，胸膈烦闷，呼吸急促，喘咳气逆，咳痰不爽，痰黏色黄，或黄白相间，恶寒，发热，无汗，身痛，舌苔白腻色黄，舌尖边红，脉弦紧。治以解表散寒，清热化痰，方用大青龙加石膏汤或厚朴麻黄汤加减，药用麻黄、石膏、生姜、半夏、厚朴、杏仁等。临床上哮喘持续状态常表现为寒热夹杂，多为内源、外源互相关联发病。

风痰哮：若寒热不显，以痰气壅实，风邪引触，则发为风痰哮。症见喉中痰鸣壅盛，声如拽锯，或鸣声如吹哨笛，但坐不得卧，痰涎裹盛，咳痰黏腻难出，起病多急，舌苔厚浊，脉滑实。治以祛风涤痰，降气平喘。方用三子养亲汤加减，药用苏子、莱菔子、白芥子、半夏、陈皮、厚朴等。多见于吸入花粉、烟尘、异味气体者，成为发病的过敏原。

虚哮：若病程日久，反复发作，正气耗伤或素体肺肾不足者，表现为虚哮。症见喉中哮鸣如鼾，声低，气短息促，动则喘甚，发作频繁，甚则持续喘哮，口唇爪甲青紫，咳痰无力，痰涎清稀或质黏起沫，舌质淡或偏红，或紫暗，脉沉细或细数。治以补肺纳肾，降气化痰，用平喘固本汤加减，药用党参、黄芪、胡桃肉、沉香、五味子、苏子、橘皮、款冬花、半夏等。

缓解期

哮喘长期发作，正气必虚，故在缓解期又可表现肺气虚弱之证候，应培补正气，从本调治。

肺气虚。平素易患感冒，每因气候变化而诱发者，症见气短声低，喉中轻度哮鸣，咳痰清稀，自汗，怕风，舌苔薄白，质淡，脉细弱。治以补肺固卫，方选玉屏风散加减，药用防风、黄芪、白术、党参等。

若以肺阴虚为主者，症见干咳，痰少黏白，口干咽燥，手足心热，形瘦神疲，舌质红、少苔、脉细数。治以滋阴润肺、止咳化痰，方选沙参麦冬汤加减，药用沙参、麦冬、玉竹、冬桑叶、甘草等。

若喘促日久，伤及气阴者，症见呛咳少痰，气短自汗，口干舌燥，苔薄少津，脉虚数或虚细者，治以益气养阴，方选生脉散合补肺汤加减，药用人参、麦冬、五味子等。

在缓解期，应抓紧"肺虚"这个虚证的早期阶段，及时地给予补虚，或益气、或滋阴、或气阴双补，以调整其虚象，增强其卫外功能，防止外邪入侵，此乃"未发以扶正气为主"之旨。

2. 从脾胃论治

2.1 脾胃与哮病

喻昌在《医门法律·肺痈肺痿门》中言："凡肺病有胃气则生，无胃气则死。胃气者，肺之母气也。"李东垣亦曰："百病皆由脾胃而生也。"哮病以"痰"为主要病理因素，脾主运化，损脾伤胃，酿湿生痰，"脾为生痰之源"。《素问·经脉别论》所云："饮入于胃，游溢精气，上输于脾，脾气散精，上归于肺，通调水道，下输膀胱，水精四布，五经并行。"《证治准绳》曰："痰皆动于脾湿""痰之生，由于脾气不足，不能致精于肺，而瘀以成焉者也。"脾胃为中焦气机之枢纽，脾主升清，胃主降浊，清气升，浊气降，中焦气机才得以疏通畅达，肺气宣发肃降才能如常。且脾生之"痰"与气机失畅，皆能引起另一重要病理因素"瘀"的产生。若脾胃功能失常，必然影响到肺之宣发及肃降功能，若胃气失其下行，而转上逆追肺，即可作喘。脾胃为后天之本，气血生化之源，脾胃功能失常，必然影响其他脏腑的正常功能。"土不生金"，肺气薄弱的病理格局，或哮喘日久，肺病及脾，子耗母气，脾肺两虚，气不化津，则痰浊更易滋生，更可导致正气匮乏，肾气虚弱，肾冲不能自摄，冲胃之气上干于肺，致喘逆迫促，有将脱之势。另有"胃为卫之源""四季脾旺不受邪"之说，故保持脾气健旺，可使机体正气强盛，肺气充实，以抵御外邪侵袭。

综上所述,由于脾肺的生理病理相关性,及脾的(气血生化之源、水液代谢及气机之枢纽)特殊生理功能,与哮喘反复发作、难治原因(脏腑亏虚、痰饮瘀血内伏、易感外邪等)无一不相关,是故治疗哮喘,无论何期,治脾贯穿始终,特别是缓解期尤为重要。叶天士《临证指南医案》云:"以温通肺脏,下摄肾真为主,久发中虚,必补中益气。"顾护脾胃中焦在哮病全程不可或缺,缓解之时尤宜抓住时机扶助脾胃。现代医学已经明确:食物过敏、食道反流、过度运动、腹压增高均是引起哮喘发作或加剧的重要因素。

2.2 临床治疗

脾虚痰盛:若饮食不当,脾失健运,痰浊内生,上干于肺,壅阻肺气,多见于哮喘发作期,症见胸憋气短,乏力懒言,脘痞纳呆,痰多色白质黏或呈泡沫状,便溏,舌质淡、苔白或白腻,脉细滑。治以健脾燥湿化痰为主,方以二陈汤合平胃散加减,药用陈皮、半夏、茯苓、白术、厚朴、苍术等。

脾阳不足:若素体阳虚,或寒痰伤及脾阳,症见面色无华,或带晦涩,痰多清稀,手足不温、头昏声低,舌淡、苔白,脉沉细。治以温补脾阳,用理中汤加减,药用人参、白术、甘草、干姜等。

脾肺两虚:对于缠绵日久,肺气亏虚,子耗母气,脾肺两虚,多见于哮喘缓解期,症见神疲乏力,气短懒言,动则尤甚,咳痰清稀,纳呆便溏,舌淡苔白或白腻,脉沉细。徐艳玲教授在临床上常选四君子汤加味配合生脉注射液静脉滴注,近期疗效可见患者进食增加,营养状态改善,呼吸功能改善,可延缓病情进展,加速康复;远期疗效可见患者感冒次数减少,病情发作次数减少,发作间期延长,发作程度减轻,明显提高了患者的存活率和生活质量。

徐艳玲教授还指出:哮病治疗过程中,常使用抗生素、糖皮质激素、解热镇痛药、氨茶碱等,均会导致胃黏膜的损伤,故临床用药应采取保护措施,"顾护胃气",这亦是"先安未受邪之地"思想的体现。

2.3 从肝论治

2.3.1 肝与哮病

咳喘病从肝论治始于《黄帝内经》。《素问·经脉别论》载:"有所恐,喘出于肝。"叶天士有云："人身气机合乎天地自然，肝从左而升，肺从右而降，升降得宜，则气机舒展。"马莳云："肝象木，木主东方，故肝生于左；肺象金，金主西方，故肺藏于右，虽其形为五脏华盖，而其用则在于右也。肝为少阳，阳主于左，故曰生；肺为太阴，阴主于藏，故曰藏。"肝木生发之气行于左，肺金清肃之气降于右。左升右降，二者相互协调，通调气机，共奏一身之气机协调，且肺肾金水相生。肝属木，肝脏体阴而用阳，最易化火，肺属金，最畏火，木侮金，即木火刑金。肝脏疏泄失常，肺脏受其影响，致使肺气郁闭，发为哮喘。在应用传统治疗之法时，注重肝脏对哮喘疾患的影响。肺主肃降，肝主升发，肝升肺降则气机调达，气血流畅，脏腑安和。所以，肝与肺的关系主要体现在气机升降和气血运行两方面。在气机升降方面，若因情志刺激，肝失调达，疏泄不及，气机郁滞，气机不畅，肝肺之气升降失序，肺气上逆而发为哮喘，或疏泄太过，肝气上逆犯肺，是为气急生风，风动则鸣，或郁久化火，肝火灼金，肺失肃降而成肝火犯肺之候，此即为"木火刑金"。在气血运行方面，若情志不遂，肝气郁结，气滞则血瘀，或跌扑损伤，瘀血内阻而致枢机不利，肝肺气机不调，肺气出纳受阻，气逆而作咳喘。此外，肝气疏调正常，还可调节水运，有利于三焦水道之决渎营运，减少痰饮的产生。另外，现代医学研究表明，支气管哮喘是典型的心身疾病，肝在心身医学中占有重要地位，在神经、内分泌、免疫网络中起着关键作用。由此可见，支气管哮喘从肝论治既符合中医传统理论，又具有现代医学科学基础，是治疗哮喘的重要治法之一。

2.3.2　临床治疗

若情志不遂，郁怒伤肝，肝郁气滞，全身气机失调，影响肺之宣发肃降，症见憋喘，胸满闷，善太息，情志抑郁，嗳气，病情随情绪波动而变化，或伴胸胁胀满，舌淡、苔白，脉弦。治以疏肝解郁，理气导滞，方用柴胡疏肝散或小柴胡汤加减。药用陈皮、柴胡、川芎、香附、枳壳、芍药等。

若情志不遂，猝然暴怒，肝经气火上逆迫肺，症见盛怒后诱发呼吸急促，喘怒较甚，头昏胀痛，面红目赤，口干口苦，急躁易怒，性情暴戾，失眠或噩梦纷纭，舌红、苔黄，脉弦数。治以清肝泻火，降逆平喘，方用丹栀逍遥散加减，药用当归、芍药、牡丹皮、栀子、柴胡、茯苓、白术、白芍等。

若情志不遂，气郁化火，致使肝火炽盛，循经犯肺，症见：哮喘痰鸣，阵阵加剧，胸胁胀痛，心烦口苦，面赤咽干，性情急躁，或见咯血，舌质红，苔薄黄，脉弦滑略数。治以清肝泻肺为主，方选泻白散合黛蛤散加减，药选桑白皮、地骨皮、青黛、蛤蚧等。

若气滞血瘀，瘀血内停而致枢机不利，肺气出纳受阻，气逆而喘，症见：咳喘的同时，伴有急躁善怒，胸胁胀痛或刺痛，面色晦暗，爪甲青紫，月经不调或闭经，舌质暗红，边有瘀斑，脉涩或弦。治以行气活血为主，方选血府逐瘀汤加减，药用川芎、当归、桃仁、红花、枳壳、柴胡、生地、牛膝等。

2.4　从肾论治

2.4.1　肾与哮病

《类证治裁》曰："肺为气之主，肾为气之根，肺主出气，肾主纳气，阴阳相交，呼吸乃和，若出入升降失常，斯喘作焉。"若肾的精气不足，摄纳无权，气浮于上，则表现为呼吸表浅、急促；肾主水，肾阳不足，气化失职，津液代谢失常，停聚则为伏痰。肾阳不充则伏痰不去，伏痰每因外邪激动而搏击于气道，致本病呈慢性反复发作状态；肾乃先天之本，如肾阳不足，则无以化气卫外，致使机体易感非常之邪（如过敏性抗原），且肾与肺子母关系，子虚必夺母气而自养，肾虚者必易致肺虚，肺虚则肃降失调，而发为哮喘；肾乃先天之本，若先天禀赋不足，则造成机体的易感性，大多自幼发病；随着年龄的增长，肾中精气不断充实，部分患者逐渐自愈不再发作；哮喘反复发作，肾虚更甚，时至成年，则较难治愈；病程久远，可致阴阳俱虚。

2.4.2　临床治疗

若兼恶寒，肢冷，腰酸腿软，夜尿清长，舌质胖嫩，苔淡白，脉沉细者，以肾阳虚为主，治以温肾助阳，方以金匮肾气丸或右归丸加减，药用干地黄、茯苓、制附子、山茱萸、牡丹皮、肉桂、鹿角胶、菟丝子等。

若兼腰酸腿软，颧红盗汗，五心烦热，舌红少苔，脉细数者，以肾阴虚为主，治以益肾纳气，方选七味都气汤化裁，药用熟地黄、茯苓、泽泻、牡丹皮、山茱萸、山药、五味子等。

若肾虚不能纳气而喘明显者，方用参蛤散或人参胡桃汤加减，药用人参、蛤蚧、云苓、杏仁等。更甚者，见呼多吸少，汗出如油，喘促欲脱者，急宜参附汤送服黑锡丹，以扶阳固脱，镇摄肾气。

徐艳玲教授认为，缓解期有益肺、健脾、补肾等治法，其中尤以补肾为要。哮喘由肺及脾至肾，病情逐渐加重，因肾为先天之本，五脏之根，精气充足则根本得固。若早期补益肾元，达到温养坎中之阳气，收纳耗散之真元，能增强患者体质，控制病情，使症状减轻，防止病情进一步恶化，并有利于激素依赖患者安全地撤除激素，延长缓解期，减少哮喘发作。

2.5 祛除关键病理因素－痰

2.5.1 祛痰之温肺化饮

素有水饮之人，一旦感受外邪，每致表寒引动内饮。《难经·四十九难》说"形寒饮冷则伤肺"，水寒相搏，饮动不居，水寒射肺，肺失宣降，故咳喘。徐艳玲教授认为：痰饮是众多肺系疾病的基本病理因素，痰饮虽可引起多种疾病，但与肺系疾病关系最为密切。哮喘的夙根为内伏痰饮，发作时"伏痰"遇感引触，痰随气升，气因痰阻，相互搏结，壅塞气道，肺管狭窄，通畅不利，肺气宣降失常，引动停积之痰，痰吼如鸣。《素问·至真要大论》曰："诸病水液，澄澈清冷，皆属于寒。"饮为阴邪，具有遇寒则聚，遇温则行，得温则化的特性。"病痰饮者，当以温药和之"，药用小青龙汤加减。方中麻黄、桂枝相须为用，以解表邪，且麻黄又能宣发肺气而平喘咳，据现代药理研究麻黄中所含麻黄碱具有缓解支气管痉挛的作用。桂枝温阳以化内饮；干姜、细辛为臣，温肺胃之寒而化饮，兼助麻桂解表，使表邪宣散于外，寒饮温化于里。喘甚则阳气浮越故以五味子收敛正气；芍药和营养血，防诸药温燥伤津；半夏燥湿化痰和胃降逆，亦为佐药；炙甘草益气和中，又能调和诸药；众药散敛并用，使寒痰得化，邪气升散于外，气降于内，可使气顺痰消，食积得化，咳喘自平。

2.5.2 祛痰之寒热并用

徐艳玲教授认为哮喘患者夙根为内伏痰饮，日久郁而化热，且阳热之体易为外邪所侵。辨证为寒热错杂，但投泄热或散寒之品，每致阳热之邪未清，虚寒之气益甚；或阴寒之邪未散，虚热之邪益亢，当寒热同调，治喘不治痰，非其治也。故哮喘发作期常用麻杏石甘汤加味治疗。麻黄既能发汗，又能宣肺平喘，为治疗咳喘不可缺少的药物。《本草纲目》曰："麻黄散肺经火郁，止咳唾痰喘"，石膏辛甘大寒，直清里热为臣，石膏用量五倍于麻黄，以清解肺热为主，二者相伍，一则制约麻黄性温宣肺而不助热，一则清泄肺中邪热，并使邪热从外而散，两者寒热相制为用。杏仁止咳平喘，苦降肺气，既助石膏质重而降，又与麻黄一降一宣，相反相成。干姜、细辛温肺蠲饮降逆；瓜蒌善清肺热，润肺热而化燥痰，能散胸膈痞满，利气开郁，导痰浊下行，有宽胸散结之效；浙贝母清化热痰，降肺气；两药合用，清肺化痰，泄热降气之功加倍；辛温之宣与辛寒之泄相伍，能宣散肺气不受寒凉之制且不助热，清降肺气不受辛温之制且不寒凝，温在于宣通，寒在于清解，相互为用，标本兼治，以达祛邪愈疾之目的。

2.6 痰瘀同治

徐艳玲教授阐述津液代谢失常的病理代谢产物为痰饮，肺金为脾土之子，久病肺气亏虚，子盗母气，脾病不能正常输散津液，聚而成痰饮，上归于肺而成浊痰，痰阻脉络，脉道不通，使血脉通行不畅，滞而为瘀，痰瘀互结，发为哮喘。久患哮喘者，不可以忽略瘀血这一病理产物对人体的危害。痰瘀同源，既是致病因素又是病理产物，痰停气滞，气滞血瘀，痰瘀相互交结致病，致使疾病缠绵不愈。"治痰要活血，血活则痰化；治瘀要化痰，化痰则瘀消"，但苦燥祛痰则伤阴，活血多破而耗气。常选二陈汤加白前、桔梗、川芎、丹参、赤芍等。处方：半夏辛温性燥，善能燥湿化痰，又能降气和胃；橘红理气燥湿祛痰，燥湿以助半夏化痰之力，理气可使气顺痰消；佐以茯苓健脾渗湿，使湿祛脾旺，痰无以生；白前祛痰，降气止咳，《本草纲目》曰："手太阴药也，长于降气，肺气壅实而有痰者用之。"桔梗化痰开宣肺气；川芎为血中气药具有通达气血的作用，为治疗气滞血瘀之良药；赤芍清热凉血祛瘀，以防温燥药化热伤阴；丹参功善通行血脉，活血祛瘀生新而不伤正，并能凉血消痈；少佐黄芪益气扶正，气行则血行，痰瘀则化。活血、益气、化痰、宣肺之品合用，则可气血畅行、肺络宣达、痰瘀随之而化，则哮喘诸症自愈。

2.7 通腑降气，肺肠同调

《灵枢》云："肺合大肠，大肠者，传导之府""肺手太阴之脉，起于中焦，下络大肠，环循胃口，上膈属肺""大肠手阳明之脉……下入缺盆，络肺下膈，属大肠。"可见肺与大肠以经络相互络属，互为表里。《素问·厥论》篇云："阳明厥逆，喘咳身热。"指明了阳明腑实气逆作喘咳的特点。若大肠传导失职，腑气不通，可引起肺胃之气上逆，导致喘息难以平卧、痞满、呃逆诸症。而大肠之传导职责，又需要肺所主五脏之气的驱使。肺失肃降，胃失和降，则大肠传导不能。徐艳玲教授认为适时应用通腑导下，不仅可使大肠通之性顺达，而且可使痰有排出之路，肺之痰热随之而泻，则壅遏之肺气也能随之而平。在药物选择上常选用宣白承气汤为主方化裁治疗。本方取白虎、承气二方之意而变制。石膏两清肺胃之热；杏仁、瓜蒌皮化痰定喘，宣肺气之痹，使肺胃之气宣畅，且瓜蒌皮一助杏仁、石膏清肺化痰，二助大黄荡肠通便，为脏腑合治法；大黄逐肠胃之结，腑实得下，则肺热易清，肺气清肃，则腑气易通，并根据大便情况调整用量，使大便通畅，肺胃之气以和降为度；厚朴、紫苏子、葶苈子宽中理气，使气顺痰消。在此基础上，谨守病机，随症加减，攻补得当，使腑气通降，大便通畅，壅遏之肺气肃降，哮喘自平。

2.8　心脑是哮喘危重变证之脏腑

哮病前期与心关系不大，主要是哮病后期累及于心，形成危重的症候。久宿哮喘，宗气不足，肺胀及心，血脉郁阻，心脏功能受到影响；或心阳气衰，水性不化，水气凌心。或用回阳救急汤扶阳救脱，或桂甘龙牡汤加参附回阳救逆。或痰蒙清窍，昏蒙嗜睡，撮空理线，循衣摸床，昼夜颠倒，则往往是哮喘持续状态引起危重状态，中药予菖蒲郁金汤、涤痰汤、黄连温胆汤加减送服安宫牛黄丸、至宝丹。然此期病情长久，病情危重，往往收效甚微，治疗上应早期治疗，以预防为主。

2.9　未病先防，既病防变

药王孙思邈提出："上医医未病之病，中医医欲病之病，下医医已病之病"，指出未病先防的重要性。朱丹溪亦云："未发以扶正气为主，既发以攻邪气为急。"徐艳玲教授本着"上工治未病，下工治已病"的原则，认为发作期患者应积极控制哮喘发作的频度和程度，减轻患者的痛苦，防止急危重症、并发症的出现。对哮喘缓解期的患者要加强思想教育和管理，尽量避免接触某些触发因素，注意天气变化，调控情志，适当锻炼身体，提高抵抗力。

《素问·四气调神大论》云:"圣人不治已病治未病,不治已乱治未乱,此之谓也。夫病已成而后药之,乱已成而后治之,譬犹渴而穿井,斗而铸锥,不亦晚乎。"徐艳玲教授认为:对哮喘非急性发作期的患者要加强教育,指导其避免接触过敏原,注意天气变化,适当锻炼身体。对于反复发作的患者应该认识到哮喘可以导致气道不可逆的改变甚至合并肺气肿、肺心病。把对哮喘患者的教育放在首位,应尽可能明确引起哮喘发作的诱发因素,应进行皮肤过敏原及血清特异性IgE抗体检查,明确有无吸入性及食物致敏原存在。若与哮喘有关的过敏原检查阳性者,应避免接触致敏原。在未知的情况下,居室内禁放花、草、地毯等;应避免接触猫、狗等动物;忌食鱼、虾、蟹、蛋类、牛奶等;有吸烟史的患者应劝其戒烟,同时应避免接触刺激性的气体、烟雾、灰尘和油烟。让哮喘患者对疾病的进展有清楚的认识。实践表明,哮喘患者的教育和管理是哮喘防治工作中十分重要的组成部分。通过哮喘教育可以显著地提高哮喘患者对于疾病的认识,更好地配合治疗和预防,提高患者防治依从性,达到减少哮喘发作,维持长期稳定,提高生活质量,并减少医疗经费开支的目的。

《素问·上古天真论》云:"虚邪贼风,避之有时,恬淡虚无,真气从之,精神内守,病安从来。"指出了中医养生的大法。关于哮喘患者的养生我们应做到如下几点:①顺应自然,起居有常。告知患者在寒冷季节或秋冬气候转变时注意保暖,避免受凉,感冒流行时尽量少去公共场所,室内保持空气清新,定时开窗通风,但应避免对流风。②饮食有节,药食并举。患者饮食宜给予营养丰富的清淡食物,多饮水,多吃新鲜的蔬菜和水果,少食多餐。忌暴饮暴食,避免生冷、寒凉、肥腻、辛辣燥热之品。可采用中医的食疗,宜因人而异,辨证施膳。③调畅情志,精神内守。支气管哮喘反复发作患者普遍存在着焦虑、抑郁、悲观失望的心理,而这种心理因素多直接影响着患者的生理和病理过程,降低治疗效果,因此我们必须向患者及其家属讲解疾病的病因、发生、发展的过程,并发症,预后和治疗的方法等,以提高他们对疾病的正确认识,增强战胜疾病的信心,保持心情愉快,避免情绪波动,紧张不安,烦躁发怒等,积极主动配合治疗,减少哮喘复发。④勤运动,勿劳累。适当的运动但应避免剧烈活动,在急性发作期应绝对卧床休息,减少不必要的活动，非急性发作期的患者应坚持适当的体育活动如游泳、快走、慢跑、打太极拳等。

治疗上徐艳玲教授采用的"冬病夏治，夏病冬治"疗法是运用我国传统中医的"治未病""天人合一""春夏养阳，秋冬养阴""内病外治"的中医理论思想而发展的特色疗法。特别重视"天人一体、形神一体、心身一体、天人相应"的中医整体观念，运用穴位贴敷法防治支气管哮喘取得明显疗效。采用伏九贴敷疗法，药用白芥子、甘遂、细辛、元胡、麝香等药按一定比例研为细粉，与生姜汁调为糊状，放置于 5 cm×5 cm 的医用纱布上，分别贴敷患者的天突、膻中、定喘、肺俞、膏肓穴。于三伏的初、中、末伏第一天各敷一次，三九的一九、二九、三九第一天各敷 1 次、每年 6 次为一疗程。肺俞、膏肓两穴并用，具有补益肺气之效；膻中乃气之会穴，配定喘、天突能宣肺降逆止咳，理气通络；定喘、肺俞同用，能宣肺平喘祛痰。再加上中药白芥子温肺利气豁痰，细辛温肺化饮，甘遂能行水气而通宿积，元胡行气活血止痛，麝香辛香走窜，引药物归经。药穴同用，共奏补肺健脾、益气通络、化痰止咳平喘之功效。三伏天自然界阳气最旺盛，人体腠理疏松开泄，荣卫通达，便于药物的吸收，让患者在盛阳之际接受穴位贴敷治疗，能达到宣肺透邪、化痰消瘀、补益肺肾、扶正固本之功。夜间再以吴茱萸等研粉涌泉穴贴敷，吴茱萸辛热，温暖脾胃、疏肝散寒止痛，以防中焦阴寒气逆。《本草经疏》曰："凡脾胃之气，喜温而恶寒，寒则中气不能运化，或为冷食不消，或为腹内绞痛，或寒痰停积，以致气逆发咳，五脏不利。吴茱萸辛温暖脾胃而散寒邪，则中得温，气自下，而诸证悉除。"涌泉穴为少阴肾经井穴，《灵枢·经脉》曰："肾足少阴之脉，起于小趾之下，邪走足心，出于然谷之下……其直者，从肾上贯肝膈，入肺中，循喉咙，挟舌本。"温暖涌泉穴则可温煦肾阳，使肾经之阳气如泉涌出，病达五脏，振奋一身之阳气，痰饮得阳气之温化可消，痰消则肺气通畅，喘咳自平。众药合用能有效刺激穴位，激发经气，充分发挥经络系统的调节作用，调整脏腑阴阳平衡，以改善和增强机体的免疫力，从而达到降低疾病发作频率和缓解症状的目的；另一方面，当药物贴敷于相应穴位之后，药物有效成分直接作用于机体局部，透过皮肤，进入血液循环，使药物的有效成分直达病灶，充分发挥药物的有效作用，且无毒副反应。现代研究表明，中药穴位贴敷有减轻气道炎症，改善肺功能，作用于M受体、β受体，可减少白介素的释放，作用于免疫机制，从而控制哮喘。

第三节　肺间质纤维化

一、病因病机

肺间质纤维化是一个慢性病程，呈渐进性加重。徐艳玲教授认为肺间质纤维化多因先天本虚之体，或后天感受外毒邪气、或内生邪实，内蕴于肺、胶结不解，终致肺脏虚损、肺叶痿弱不用而成。乃是因正虚邪痹而引发的由虚致痹、又由痹加重本虚、而终致肺叶痿弱不用的本虚标实证。

1. 病因

徐艳玲教授认为肺间质纤维化的病因虽有多种，却不外乎外感与内伤两大类，并互为因果，内外互应而致病。外感、内伤可相互为病，如外感者常因迁延失治，伤及肺气，可转为内伤；内伤者反复感受外邪，而至肺脏损伤，日久逐渐伤及脾肾，脏腑功能失调，卫外不强，更易复感外邪而发病或加重病情。

1.1　外感

外感者可见因素体亏虚，正气不足，卫气虚弱致卫外功能失调，外感邪实：肺气经口鼻与外界相通，如风、寒、湿等六淫之邪、如疫毒、邪气、粉尘等有害颗粒物质，或从口鼻、或从皮毛而入，侵袭肺系，肺气被郁，失于宣降，久而损伤肺脏、导致卫外不固；如宋·孔仲平《孔氏谈苑》中所载："贾谷山采石人，末石伤肺，肺焦多死。"肺主皮毛，风寒湿邪可因肺气亏虚而乘虚侵犯腠理，日久不愈则可侵入肺脏而发病，如《黄帝内经》所云："风寒湿三气杂至，合而为痹也。……五脏皆有合，病久不去者，内舍于其合也。

故皮痹不已，复感于邪，内舍于肺。"如肺脏易被火热之邪灼伤、粉尘等有害颗粒可被吸入肺脏而致病；肺脏外合皮毛，亦有如风寒湿等邪气侵犯肺之"外合"（皮毛），在太阴经气亏虚时，即内传于肺，正如"皮痹不已，复感于邪，内舍于肺。"

1.2 内伤

内伤者，可由其他肺系疾病如久嗽、肺痨、哮喘等反复迁延不愈，耗气伤阴，或由热邪、余毒等未清，灼伤肺阴，热壅上焦，肺燥津枯；或因起居不慎、疲劳过度、气候突变等因素，导致肺的卫外功能失调，外邪客入于肺导致发病。"相傅之官"失其治节之功，而致邪毒内生，肺叶失于濡养而枯萎发病，如 COPD 反复发作则可导致肺纤维化；或因其他脏腑病变，日久不愈，传变至肺脏而发病，肺脏感受其邪，如韦格纳肉芽肿所致的肺疾病等；或由饮食不调，如嗜烟好酒、过食肥甘辛辣等，熏灼肺胃而诱发。亦可由情志失调而引发此病。如《普济方·咳嗽门》所云："有劳嗽一证，皆因肺虚，或若风寒暑湿，及劳逸抑郁，忧思喜怒，饮食饥饱，致脏气不平，积微成著，以致渐成肺痿肺痈者。"

2. 病机

2.1 "虚—痹—痿"的关键病机

肺间质纤维化是一个慢性病程，呈渐进性加重。徐艳玲教授认为：肺间质纤维化多因先天本虚之体，或后天感受外毒邪气、或内生邪实，内蕴于肺、胶结不解，终致肺脏虚损、肺叶痿弱不用而成。乃是因正虚邪痹而引发的由虚致痹、又由痹加重本虚、而终致肺叶痿弱不用的本虚标实证。

2.1.1 本虚与古述肺痿相似

肺痿之病名，始见于张仲景的《金匮要略》，并将其列为专篇论述。如《金匮要略·肺痿肺痈咳嗽上气病脉证治第七》云："寸口脉数，其人咳，口中反有浊唾涎沫者何？师曰：为肺痿之病。"《金匮要略·脏腑经络先后病脉证第一》中述："息张口短气者，肺痿唾沫。"王海藏曰："故今病肺痿者，多干咳。"而肺间质纤维化其临床表现多种，或见单纯干咳，或见短气，动则尤甚，或见咳嗽伴有咳大量的泡沫样、清涎样痰液为主症，与经典古籍中描述的"肺痿"症状吻合。《孔氏谈苑》曰"贾谷山采石人，末石伤肺，肺焦多死"，此描述与现代因吸入粉尘所致尘肺或硅肺而成肺间质纤维化一致，更指出其病机与肺痿的"肺热叶焦"同义。《医门法律·肺痿肺痈门》曰："肺痿者……总由胃中真液不输于肺，肺失所养，转枯转燥，然后成之。"孙一奎在《赤水玄珠全集·肺痿》引王海藏论："此证初得可治，久则难愈。"因为"上枯水之源，下竭水之本也。"《金匮要略心典·肺痿肺痈咳嗽上气病脉证治第七》又述："大逆上气，咽喉不利，止逆下气者，麦门冬汤主之""肺痿吐涎沫而不咳者，其人不渴，必遗尿，小便数。所以然者，以上虚不能制下故也。此为肺中冷，必眩多涎唾，甘草干姜汤以温之。若服汤已渴者，属消渴。"尤在泾在《金匮要略心典·肺痿肺痈咳嗽上气病脉证治》中所云："肺为娇脏，热则气烁，故不用而痿；冷则气阻，故亦不用而痿。"清代魏念廷在《金匮要略方论本义》中指出："肺叶如草木之花叶，有热之萎，如日炙之则枯；有冷之萎，如霜杀之则干也。"以上论述均指出"肺痿"基本病机特点多因肺有虚热或肺气虚冷所致的津液不能输布，而致肺脏失于濡养，因虚致痿。这与肺间质纤维化后期，肺脏失于水谷精微之濡养、肺叶紧缩而痿弱不用的病机相符。

2.1.2　标实同古述肺痹相关

"肺痹"病名，首见于《黄帝内经》，属于五脏痹之一，主要是由于邪实痹阻肺气而成。《素问·痹论》曰："五脏皆有所合，病久而不去者，内舍于其合也。……皮痹不已，复感于邪，内舍于肺，所谓痹者，各以其时重感于风寒湿之气也。"又云："凡痹之客五脏者，肺痹者烦满喘而呕。淫气喘息，痹聚在肺……其入脏者死。"清代医家罗美曰："凡七情过用，则亦能伤脏气而为痹，不必三气入舍于其合也。所以然者，阴气静则神藏，躁则消亡，故气不养而上逆喘息，则痹聚在肺。"秦景明在《症因脉治》中言："肺痹之成因，或形寒肢冷，或形热饮热，肺为华盖，恶热恶寒，或悲哀动中，肺气受损，而肺痹之症作矣。"均阐明"肺痹"之病，源于肺脏气虚，后感受外邪如风寒湿之邪，或先由肌表受邪继入于肺脏、或直接内蕴于肺，亦指出受七情等内因影响也可导致"肺痹"的发病，且难以治愈，预后不良。而肺间质纤维化不仅其发病病因包含以上所述，而且"肺痹"临床表现在肺间质纤维化疾病中亦可见。

张景岳在《类经》中指出"痹者，闭也，风寒湿三气杂至，则雍闭经络，气血不行而病为痹。"沈金鳌在《杂病源流犀烛》中认为："痹既入肺，则脏器痹而不通。"《中华医学大辞典》亦释肺痹"此证因肺为浊邪阻闭，失其清肃降令，故痹塞不通。"均指出其基本病机为邪实壅塞闭阻肺之经络。由此可见，"肺痹"发病的病机与肺间质纤维化病机中的邪实闭阻肺络过程是一致的。

2.1.3 应用现代医学阐述"虚为本、痹为标、痿为终"理论

肺间质纤维化是多种病因不同的间质性肺疾病的最终结局，可分为特发性和继发性两种：病因不明的称为特发性肺间质纤维化，病因明确的归属于原发疾病并发症的称继发性肺间质纤维化，其中继发性肺间质纤维化以继发于某些自身免疫系统疾病为多见。西医治疗本病多应用糖皮质激素、免疫抑制剂或细胞毒性药物为主。本病发病机制尚不清楚，可能与免疫、氧自由基损伤、胶原调节失衡有关；遗传、感染和免疫功能异常可能有一定的致病作用。目前已有证据表明，特发性肺间质纤维化是肺局部的自身免疫反应。因此可见本病无论是特发性还是继发性，其发病机制均与人体免疫机制紊乱有关；而近期亦有相关研究表明，中医学的"肾"在调解、维持免疫功能平衡及其稳态方面有着重要的作用，"肾气不足"可以导致人体自身免疫功能的失调而易发生自身免疫性疾病。从中医角度辨证，均属素体先天禀赋不足，即本病溯其根源，还是以肺肾本虚为其根本性致病因素。肺间质纤维化病理特点为肺泡炎演变为肺间质纤维化的过程。各种致病因子→肺泡炎症→上皮基底膜遭到破坏→肺泡腔内纤维化→最终肺泡结构破坏→形成肺纤维化和囊泡蜂窝肺。本病早期的病理变化为肺泡壁增厚，随着病情的发展，肺泡壁内出现增生的成纤维细胞、网织纤维和单核细胞。到慢性阶段，肺泡壁中细胞成分减少，结构致密，为纤维组织所代替，晚期肺泡数量明显减少、变形、闭锁或残留呈裂隙状不规则状态。肺间质中的纤维组织收缩，平滑肌成分轻至中度增生，肺呈实变，体积缩小。早期毛细血管增生、扩张、充血，管壁增厚；晚期由于大量纤维结缔组织增殖而收缩，增生的毛细血管被纤维组织破坏，数量减少，肺小动脉内膜增生，管壁增厚，毛细血管数量减少甚至闭锁。

因此本病常以限制性通气功能障碍和气体交换障碍为特征。实验证明，低氧状态可刺激细胞生成素的增多，纤维蛋白原含量增加，导致全血黏度增加，血流阻力加大。如果患者的肺部长期反复感染，则容易造成红细胞凝集，微循环阻塞。无疑与中医辨证的"瘀血"阻滞、肺络痹阻相通，说明本病存在着气血不行、肺络痹阻的病机。而本疾病的终末期，见肺脏实变、体积缩小，即为"肺叶痿弱不用"的外在体现。

肺间质纤维化的病机错综而复杂，徐艳玲教授在苦习经典的基础上，结合自身多年临床辨证施治的体会，提出了"虚—痹—痿"三环节的发病机制：素体先天禀赋不足，肺肾气阴两虚，卫外功能失调，感受外来之邪；而正气亏虚、无力推动血脉运行，则痰浊瘀血气滞等内邪自生。内外合邪，易化热化火化燥内伤于肺。日久由气及血、由经及络，痰瘀气滞邪热交互、阻滞肺络。虚实相互影响转化、反复迁延不愈而加重本病，由上盛发展为下虚，导致肾虚症状的进一步加重、成肺肾亏损之证，终致肾不纳气，金水无法相生。本病迁延缠绵难愈，若见阴损及阳，可致阳气无以运化阴津，津液不得输布，不仅失其濡润之功，更聚津成痰，加重实邪阻滞肺络。致络虚不荣、络脉瘀阻，肺脏失于水谷精微之濡润滋养、终成肺叶紧缩而痿弱不用。

"虚—痹—痿"（虚为本、痹为标、痿为终）三环见痿中有痹、痹中有痿，虚实夹杂，以肺肾气阴两虚为本、痰瘀邪实痹络为标，而痰瘀痹阻的标实更是病理产物与致病因子的双重结合。三环节节相扣，变化多端而难测，交错复杂而缠绵难愈。

2.2　本虚标实的病理存在

"痰""瘀""虚"在本病的发生发展过程中起着至关重要的作用，是本病的病理关键，肺肾亏虚为其本，气血不足为其虚，痰浊血瘀为其标，阻滞肺络为其实。

2.2.1　肺肾两虚为其本虚

肺为华盖，肺位于胸腔，五脏六腑之中位置最高，覆盖于五脏六腑之上，宣发卫气于体表，若肺气亏虚，则卫外功能失调，外邪侵袭，耗气伤津。津液损伤，则肺失濡养；肺气耗损，则气不化津，津液不得输布，津反为涎，而生痰湿。正如《医门法律·肺痿肺痈门》所言："先天肺气不足，肺气耗损伤及肺阳；或虚热伤阴，阴损及阳。致肺虚有寒，气不化津，津液不得输布，津反为涎，肺失濡养，萎废不用。"肺属金，肾属水，金生水，肺为肾之母，肾为肺之子，肺与肾在生理上相互为用和在病理上相互影响。肺病日久，母病及子，损伤肾气，暗耗肾水，使肾中津液不能上输于肺，使肺失濡养而发为本病。肺主气，肾主纳气，二者协调则呼吸调匀，若因母病及子或子病及母，均可使主气功能失调，呼吸不畅，发为咳喘，使疾病加重。

2.2.2　痰饮血瘀为其标实

肺主气，司呼吸，主宣发肃降，通调水道。肺为水之上源，肺朝百脉，主治节。肺朝百脉，主治节的功能是通过主气和宣发肃降的功能完成的。血液的正常运行需要肺主气的调节而至全身。肾主水，主开阖，为水之下源。肾位于下焦，主一身之阳气。

痰饮血瘀既是其病理产物，亦是其加重的关键。肺为贮痰之器，脾为生痰之源，肾为生痰之根，故"痰"的生成与肺、脾、肾三脏关系密切。肺为娇脏，不耐寒热，易受外邪侵袭，损伤肺气，肺气虚损，通调水道功能失常，不能输布津液，津聚成痰，而致痰饮内生。《素问·至真大要论》说："诸湿肿满，皆属于脾。"脾气虚弱，无力运化，水谷精微不能输布全身，导致水液停滞，从而滋生痰湿。《类证治裁》中提道："肺为气之主，肾为气之根，阴阳相交，呼吸乃和。"津液的输布也需要肾的蒸腾气化作用，肺肾相生，肺病日久，定会伤及肾脏，肾气虚弱，肾阳不足，则肾的蒸腾气化作用失常，使津液不得布散，水液停聚而生痰饮。若肾气亏虚则开阖失司，影响津液的正常输布排泄，亦可使水液停聚而生痰饮。

《医学真传·气血》中提道："人之一身，皆气血之所循行，血非气不运。"肺主气，朝百脉以佐心治节血脉，肺气不利则血行障碍，血行不畅导致肺络瘀阻。《临证指南医案》也说："大凡经主气，络主血……久病血瘀。初为气结在经，久则血伤如络。"气为血之帅，气虚则无力推动血液的正常运行而导致血瘀形成。病久气血阴阳亏虚，无力助血运行，则见血瘀。人体各个器官均靠组织内部的大小络脉输送气血津液等营养物质，肺脏亦不例外，倘若痰瘀互结，痹阻于脉络，则可致肺失濡养，日久则肺叶枯萎而发本病。同时肺失濡养，亦使肺气更虚，则可影响肺的正常生理功能，不但可加重痰浊瘀血，而且使卫外功能更差，更易感受外邪，使疾病反复发作，而加重病情。

痰浊与血瘀既是致病因素又是病理产物，二者相互夹杂，互为因果，久而使得虚者更虚，实者更实，病情逐渐加重。

3. 整体观念——注重"不离于肺，然不止于肺"

肺主气、司呼吸，主宣发肃降，通调水道，朝百脉而主治节。肺脏自身生理功能失常，影响气机运行，必然会引起本病。然肺与五脏六腑关系密切，肺为脏之长、心之盖，受百脉之朝会，因此其他脏腑发生病变，也会波及于肺。故而徐艳玲教授认为本病虽病位在肺，却并非肺脏一体之病。

3.1　与脾、胃、肾密切相关

脾属土，肺属金，脾为肺之母、肺为脾之子；而脾肺两经又同属"太阴"，有"同气相求、同声相应"之意。脾为后天之本，气血生化之源，肺的生理活动所需要的动力，有赖于脾运化精微、化生气血的提供，正如"脾为仓廪之官，后天之本，散精与肺，有生金之功，灌溉四旁，有益肺之力。"脾主运化，而其运化水液的功能也有赖于肺脏通调水道和肺气宣发、肃降功能的协调。

又如《灵枢·经脉》篇所述："肺手太阴之脉，起于中焦，下络大肠"，还循胃口之肺经起源于脾。无论是肺脏先天气虚、宣肃功能失常，还是肺脏所受之邪气由经络传至母脾，均可使脾脏功能失常，失于化生气血则肺脏失于濡养，肺的正常生理功能亦受影响，日久则可发病。而"子盗母气"又可使脾气受损，加重肺气不足、先天之本虚。"脾为生痰之源，肺为贮痰之器。"脾运化水液和布散津液的功能还依赖于肺的宣发肃降作用，若肺气虚弱，则肺的宣发肃降功能失常，亦可使脾的运化水液和布散津液功能失调，导致水液停聚，而生痰浊，痰滞亦可成瘀，加重本病的标实之证。

胃与脾同为气血生化之源、后天之本。《灵枢·经脉》篇云："肺手太阴之脉，起于中焦，下络大肠，还循胃口。"胃主受纳，进入胃的饮食水谷，经过胃气的磨化和腐熟作用，被初步消化成食糜，容纳于胃的饮食物中的水谷精微被吸收，经由脾气转输而营养全身，未被消化的食糜则下传于小肠被进一步消化。人体气血精津的生成，均源于饮食物中的水谷精微的吸收，所以胃又被称为"水谷气血之海"。倘若因胃阴亏虚，则胃中津液不能上输濡养肺脏，而使肺失濡养，肺叶焦萎不用而发病。正如《医门法律·肺痿肺痈门》所言："肺痿者，总由胃中真液不输于肺，肺失所养，转枯转燥，然后成之。"

肾属水，肺属金，肺脏为肾脏之"母脏"。本病存在着先天之肺肾虚弱，"母病及子""子盗母气"，相互损耗可使肺肾两脏之虚更重，双方生理功能受到影响，病理上相互波及。

《类证治裁·喘证》云："肺为气之主，肾为气之根，肺主出气，肾主纳气，阴阳相交，呼吸乃和。"本病后期，肺肾相互损耗到一定程度，肾脏闭藏作用失常，吸入之气不能经肺之肃降而下纳于肾脏，可出现"肾不纳气""动则喘甚"。肾脏的蒸腾气化功能失常，可加重肺脏的宣发肃降和通调水道功能的失调。肺肾为金水滋生之脏，关乎五脏荣昌耗损，肺病日久，必然伤及肾气、耗损肾阴，更使肺脏难得肾水滋养，进一步加重病情。

本病最终因肺脏失于濡养而痿弱不用，况肺、脾、肾三脏之间母子相关，一损俱损，一荣俱荣。因此在本病中，身为先天、后天之本的肾、脾两脏"难辞其咎"。而且已有现代研究报道，中医辨证肺气虚弱，可见肺的通气功能明显减退，而若其功能残气量明显增加时，可出现脾气虚的临床表现；在脾气虚的基础上，若肺功能再进一步减退，可出现肾气虚之症状。三者互相影响，日久肺脏功能损害日趋严重、肺气虚之证显见加重。

3.2　与肝脏亦有相联

徐艳玲教授认为在本病的发生、发展过程中，亦不能忽略肝脏生理功能失常对本病的影响。肝主疏泄，调畅气机，为气机升降之枢纽。肺肝二脏，肺位于上焦，主肃降，其气以下降为顺；肝位于下焦，主升发，其气以上升为顺。肝与肺之气左升右降，一升一降，二者相反相成，共奏一身之气机协调，是谓"肝升于左，肺降于右"。肺气郁滞不降，必然会与肝脏互生病理影响，而肝脏疏泄失常，肺脏亦必受其累。肺为金，肝为木，金克木，抑制肝气太亢。肺失清肃，燥热下行，则可影响至肝，导致肝失条达，疏泄不利。肝失调达，气机郁滞久而化火，抑或肝升太过，气火上逆，皆可循经上行，可伤及肺金，灼伤肺津，肺燥津枯亦可发病。或因肝郁化火，炼液为痰，加重痰瘀。本病存在着肺气虚损之症，无法抑制肝气、肝气易过盛化火，况病久邪实痹阻，易于从热而化。在此病理状态下，木侮金，木火刑金，而亦致本病发生。

3.3　与大肠互为表里

肺与大肠通过经络相络属，互为表里，其在生理和病理上均可相互影响。若肺气宣发肃降功能正常，津液布散正常则大肠濡养正常，其传导功能正常，大便通畅；若肺失宣降，津液不能下达则大便秘结。反之，若大肠实热，腑气不通，亦可致肺气不利，失于宣肃，加重病情。

二、证治病名归属

在中医古代文献中，没有发现与特发性肺间质纤维化完全相对应的病名。多数医家则根据其咳嗽、咳痰、渐进性劳累性气促等临床表现，而将本病归属于中医的"咳嗽""喘证""气短""肺痹""肺痿"等范畴。"肺痹"一词出自《黄帝内经》，《素问·玉机真藏论》曰："今风寒客于人，使人毫毛毕直，皮肤闭而为热……病入舍于肺，名曰肺痹，发咳上气……"又《素问·痹论》曰："风寒湿三气杂至，合而为痹也。五脏皆有合，病久不去者，内舍于其合也。故……皮痹不已，复感于邪，内舍于肺。肺痹者，烦满、喘而呕。"可见"肺痹"多是由于外感风、寒、湿邪，侵袭肌表，日久痹阻于肺，阻滞气血，终致肺失宣肃，痹结不开所致，故"肺痹"与部分已知原因的间质性肺疾病如感染、肿瘤、药物、吸入性疾病（粉尘、有毒气体等）和结缔组织疾病如硬皮病、系统性红斑狼疮、皮肌炎等所致的弥漫性实质性肺疾病相似。

"肺痿"一词首见于张仲景的《金匮要略》。该书将"肺痿"列为专篇，对本病的主症特点、病因、病机、辨证均做了较为系统的介绍。如《金匮要略·脏腑经脉先后病脉证治第一》云："息张口短气者，肺痿唾沫。"《金匮要略·肺痿肺痈咳嗽上气病脉证治》说："寸口脉数，其人咳，口中反有浊唾涎沫者何？师曰：为肺痿之病。"后世医家亦在此基础上加以引申阐述，如《金匮要略释义》云："痿者萎也，如草木之萎而不容，为津烁而肺焦也……叶间布有细窍，此窍名泉眼，愈咳愈甚，久则泉眼俱闭。六叶遂枯遂焦，此肺痿之由也。"其中指出久咳久嗽使泉眼闭之，肺叶焦之，而致肺叶缩小痿弱无用，这与特发性肺间质纤维化中晚期影像学显示肺叶弥漫性改变、萎缩变小等相类似，共同体现了在功能上的萎废不用与形态上的枯萎不荣。又如清·喻嘉言云："肺痿者，肺气萎而不振也"；《金匮要略阐义》："肺痿者，肺虚气惫而肺叶枯萎。"现代医学研究表明肺间质纤维化的患者肺功能下降：其肺总量，肺活量，残气量以及潮气量均有不同程度的下降，这与"肺痿"在功能上萎废不用相类似。到肺间质纤维化晚期，可出现肺脏体积缩小，呈蜂窝肺（蜂窝状改变），毁损肺等改变，这与"肺痿"在形态上枯萎不荣相类似。《金匮要略·脏腑经络先后病脉证》篇中也提道："息张口短气者肺痿唾沫。师曰：其病在中焦，实也当下之则愈，虚者不治……此皆难治。"张仲景以咳嗽、咳白色痰、气短、脉数等4个症状来定义肺痿，其中又提到此病不治、难治，这与特发性肺间质纤维化临床治疗方法短缺，疗效不显著，预后不良等都极为符合。

大多数医者在处理这个问题时，先将其对应一中医病名，然后按照对应的疾病分析其病因病机，确立施治法则等。而徐艳玲教授则认为本病病因病机错杂，若先命名后分析施治，会丧其论治的灵活性，更恐有硬套中医古籍所述的片面之虞。在这种没有完全与之对应的中医病名的情况下，则应先行分析其病因病机，后以其病机特点为主，结合其主症及古代先贤之论述，完成其中医的病名归属。

通过上述对肺间质纤维化的病机分析可见，"肺痿""肺痹"的病机同时存在于肺间质纤维化的发展过程之中，分别代表了本虚与标实的病机侧重点："肺痿"言肺叶痿弱不用，失于濡养，络虚不荣，从本虚而言；而"肺痹"言邪实闭阻，气血不通，痰瘀阻滞，从标实而论。肺间质纤维化其病机虚实错杂，但毕竟以虚为本、实为标，况"肺痿"一名有两层含义：一者有着肺气痿弱、肺脏功能低下之意。正如清·喻昌云："肺萎者，肺气萎而不振也"；二者指肺脏的器质性改变："肺叶紧缩"，如清代尤在泾在《金匮要略·心典·肺痿肺痈咳嗽上气病》中述："痿者萎也，如草木之枯萎而不荣，为津烁而肺焦也。"《金匮要略阐义》言："肺痿者，肺虚气惫而肺叶枯萎。"而肺间质纤维化，其存在着以虚损为本，由先天禀赋不足终致肺叶痿弱不用的最终病机特点，其肺功能低下：肺总量、肺活量、残气量及潮气量均明显减少，符合

"肺气不振"之意。而且至晚期，肺脏体积缩小，可呈蜂窝肺（网格状改变）、甚至毁损肺，似古述"肺痿"沉疴之"肺叶枯萎"、痿弱不用。无论从功能上还是形态上，本病均符合"肺痿"病名所包括的两项含义，因此从其病机之根本，将之以"肺痿"命名。

但此"肺痿"与古人所命名的"肺痿"却并非完全等同。因为肺间质纤维化同时包含着"肺痿""肺痹"的病机，虽以"肺痿"之虚为本，然"肺痹"之标实在本病的发生、发展中亦起到不可忽略的作用，所以不应笼统的、硬性地将之完全拘泥于中医古述。因此将本病归属于古述"肺痿"范畴，以"肺痿"命名，是在古代先贤论述的基础上结合了现代医学认识，而非是硬搬《金匮要略》所述之"肺痿"。

三、辨治法则

1. 辨证要点

肺间质纤维化经中医辨证可知，在整个病程过程中，属于本虚标实之证，二者互见。本虚以肺脾肾两虚为主，标实以痰浊瘀血为主，本虚与标实存在于整个疾病过程当中。本病病机虚实交错，错综复杂，病程较长，缠绵难愈。因此徐艳玲教授认为，在本病辨证论治之时，应随其病机变化，辨明标本主次、虚实轻重，然后根据其轻重缓急确定治疗方案。在治疗时应扶正与祛邪并用，或以祛邪为主，以扶正为辅；或以扶正为主，以祛邪为辅，以使攻邪不致虚，扶正不留邪。

本病早期、中期，感邪发作时，偏于实证为主，标实为痰浊、瘀血、气滞错杂为患，本虚不显；随着疾病的发展，到了慢性迁延期，由于病变日久，损伤正气，此时则多以本虚较重，后期肺脾肾三脏虚损、正气虚衰，以本虚为主。初起见肺肾气虚或气阴两虚，后期可见气虚及阳虚而致肺气虚冷，或见阴阳两虚。本病病情转化多取决于正气的盛衰和邪实的进退盛衰。凡治疗得当，令痰瘀火热等邪实渐衰、肺肾津液得滋养、精气逐渐充盛者，肺气有可复之机，可使痿叶向愈，病情可得缓解，疾病趋于稳定或痊愈。若失治、误治，使肺肾等脏腑更虚，痰瘀等邪实更盛者，则病情趋于加重，预后不良。

2. 治疗原则

本病以虚为本、实为标，病机虚实交错、复杂而缠绵难愈，而且随着病情的发展，其病机也处在不断的变化之中。徐艳玲教授善于抓住病证的整体发展趋势，突破多数医者所认为的以"肺痿"虚证论，或以"肺痹"实证论，认为本病在论治上，不能单一地从或虚、或实而论，当从虚实交错入手。因此在临证之时，徐艳玲教授循其病机的变化、虚实的偏盛偏衰，参照"肺痿"及"肺痹"的辨治理论确立本病的辨证论治的法则，提出在本病治疗过程中，既要注重虚证的"本"，又不能忽略实证的"标"，从而制定了扶正祛邪的治疗原则，综合加减运用"肺痿""肺痹"的治疗法则以通补肺络。徐艳玲教授主张：以发则治其标、缓则治其本为原则，急性发作时也可伴有本虚，缓解期时亦可伴有标实，应当抓住中医整体观念及辨证论治之特点，辨明本虚、标实的主次及轻重缓急，再予以标本兼治、标本同治等。

在本病本虚明显、邪实不盛时，则以补为主、以通为辅，主要参详"肺痿"论治大法：以调补肺肾之气、复其阴津之养为基础，兼施活血化瘀降气散结之法。而当邪实偏盛、虚像不显或偏弱时，则以通为主、以补为辅，以"肺痹"为主论治：在补虚的基础上，偏以散瘀化痰通络的泻实法为重，兼以调补肺肾。

四、临证经验及特色治疗

肺系病证大都以"本虚标实"居多，早期及急性发作期如此，稳定期及慢性迁延期亦如此。如《金匮要略心典·肺痿肺痈咳嗽上气病脉证治》所说："盖肺为娇脏，热则气灼，冷则气阻，故亦不用而痿也。"在疾病初期或急性发作期时，外邪犯肺，以邪气盛实为主，痰浊壅肺，瘀血阻滞肺络，气血运行不畅，可见咳嗽，咯少量黏痰，可伴有胸闷等症状，此阶段属邪气盛实。随着病情的缓慢性、进行性加重，到疾病后期或迁延期时，肺气受损，气阴耗伤，日久迁延脾肾，可见喘促气短，活动后加重，可伴有乏力、纳呆等症状，此阶段病情由实转虚，虚实夹杂，属邪气盛正气衰。

1. 益气养阴治其本

1.1　调补肺肾益其气

从肺间质纤维化的发生发展过程看，正气不足尤其是肺肾亏损贯穿疾病始终，因此调补肺肾为治疗的根本。肺主气，司呼吸，肺气虚耗，故见咳嗽无力，自汗，反复感冒等，先宜补益肺气，方可选用玉屏风散，药用黄芪、白术、山药、党参等。肺为气之主，司呼吸，肾为气之根，主纳气，一呼一纳，共主呼吸。若肺之宣降功能失常，进而影响肾之纳气功能，肺气失宣，肾气失纳，肺肾两虚，则有新病在肺，久病在肾之说。肺气虚宣降失常、肾气虚失于摄纳，常见喘息气短，胸闷咳嗽少痰，呼多吸少，动则尤甚，甚则端坐不能平卧，自汗畏风，极易外感，舌质淡，苔少，脉沉细弱无力之症。治疗以补肺益肾、固摄纳气为主，临床上徐艳玲教授常选用生脉散合七味都气丸加减，药用太子参、麦冬、五味子、黄芪、沙参、熟地、山萸肉、核桃仁、蛤蚧等。五行之中，肺属金，肾属水，水能润金，金能生水，二者阴液相互滋生，则肺阴充足能下输养肾，肾阴充足可上输滋肺。若肺阴不足，继而使肾阴亏虚，或肾阴亏虚，虚火上灼肺阴，导致肺肾阴虚内热，故临床可见干咳无痰，声音嘶哑，潮热，盗汗，乏力，腰膝酸软，舌红，脉虚数，治宜滋阴补肾，生津润肺，方选六味地黄丸加减，药用熟地黄、山药、黄芪、茯苓、麦冬、生地黄、百合等。

1.2　滋阴润燥复其津

肺为娇脏、喜润而恶燥、不耐寒热，又外合皮毛，开窍于鼻，加之肺肾气阴两虚为病之根本，更易感受燥热之邪，邪实内蕴日久易于化热，耗伤脾阴胃津、损及机体之阴液，肺脏失于濡润而痿弱不振。因此复其阴津为治则之要。症见：气逆喘促，干咳无痰，或甚则痰中带有血丝，口干咽燥，形体消瘦，低热，皮毛干枯，舌红乏津，脉虚数。治宜滋阴清热，润肺生津。临证常选用药：百合、玉竹、生地、麦冬、五味子、沙参、玄参、桑白皮等。口干咽燥甚者可加天花粉、芦根；午后潮热者可加银柴胡、地骨皮；痰中带血者可加三七、阿胶、白茅根。

1.3 培土健脾以生金

在本病的发展过程中，以虚为本。除肺肾气阴两虚之外，亦常见脾脏虚损的症候，则在治疗该病时亦要重视调补脾胃，脾气旺则肺气生。《石室秘录》中提道："治肺之法，正治甚难，当转以治脾。脾气有养，则土自生金。"脾乃后天之本，气血生化之源，五行中属土，为肺金之母，若肺气亏虚或肺胃两虚时，培土有助于生金。脾胃气虚者，宜补益脾气，使脾胃之精气能上输以温养肺体。脾胃阴虚者，宜增补胃津，使胃津能上输以润养肺体。脾与胃两脏相依，互为表里，凡补脾之药皆可达到补胃之效，脾气旺则肺气生。《黄帝内经素问吴注》中提道："阳明者，五脏六腑之海，广纳水阳明胃脉，胃主水谷以资五脏六腑，故阳明称海。"在《黄帝内经》也中提道："治痿独取阳明。"此意皆重在调补脾胃，脾胃同居于中焦，脾又为气血生化之源，胃又为水谷之海，阳明多气多血，故从重视脾胃，调补气血着手治疗该病，脾胃之精血津液充盈，使肺叶得以滋养则病愈，这也再次体现了培土生金之法对治疗该病的重要性。

临床可常伴见神疲懒言、倦怠乏力、食少纳呆等症。脾脏之虚包含在本虚之列，而其标证之中痰邪的形成亦责之脾虚失运，因此，健脾不仅可以培土养脾母以生金子，更可以杜绝生痰之源，正如《医学心悟》云："久咳不已，必须补脾土以生肺金。"临床上常选择党参、茯苓、苍术、白术、炙甘草、山药、薏米、大枣、扁豆等健脾化湿之品以培补脾气以利脾土生肺金。

1.4 温补阳气以散寒

若本病后期，因气阴损伤日久，终致耗伤阳气，见咳吐浊唾涎沫，清稀量多，短气不足以息，劳则更著，畏寒肢冷，小便频数，头目眩晕，舌质淡，脉虚弱者，治宜温肺阳而散寒，方从仲景所言虚寒肺痿之主方甘草干姜汤加减，药用炙甘草、干姜、细辛、半夏、肉苁蓉等。兼表寒者加桂枝、紫苏；遗尿或尿频者加益智仁、补骨脂。

2. 化瘀消痰治其标

痰浊在本病发生发展过程中一直存在，既是诱发和加重该病的因素，又是该病的病理产物。痰饮的生成及其病理变化均与肺、脾、肾三脏功能失调密不可分。肺主行水，如其通调水道功能失常，则痰饮内生；脾主运化水液，如脾失健运，水谷精微不得输布，水湿停滞，亦滋生痰饮；肾主水液，如其温煦、蒸腾气化失常，不能化气行水，水湿泛滥，也可导致痰饮。抑或阴虚内热，炼液成痰。故无论患者有无咳痰症状，痰浊始终存在于疾病的发生发展过程之中，闭阻气机，与瘀血互结，痹阻肺络。血瘀，同痰浊一样，始终存在于整个疾病过程之中。肺主一身之气，朝百脉以助心行血，气行则血行，肺虚则无力佐心治节血脉之运行，故见血瘀。《临证指南医案》曾言："久病血瘀。"本病病程缠绵反复，迁延日久，定有血瘀。

2.1 化痰散结

阴虚内热、肺燥津伤，令脾胃转输之津液从热而化，煎熬为痰；若阴损及阳、肺虚有寒，则可致气不化津，津液不得输布，津反为涎。痰为肺之浊液，因此无论临床见症有无咳痰，其在疾病的发生发展中均有存在，身为邪实而阻滞肺络、痹阻气机、与瘀血互结。痰饮本性属寒，为阴邪，易伤阳气，遇寒则聚，得温则行，理应予以温化。徐艳玲教授在治疗之时，遵从仲景所制痰饮病的治疗法则："病痰饮者，当以温药和之"。借助于"温药"振奋阳气，通调水道，以温化肺痰阴邪，阳能运化，则痰饮自除；而"和之"，即温之不可太过，以和为度，在温阳的同时并用行消开导、调和脾胃之品。如清·魏荔彤所云："言和之，则不专事温补，既有行消之品，亦概其义例于温药之中，方谓之和之，而不可谓之补之益之也。盖痰饮之邪，因虚而成，而痰亦实物，必可有开导，总不出温药和之四字，其法尽矣。"阴湿之邪缠绵难愈，不能速去，因此其中又包含了缓而图治的思想。常选用药：桂枝、茯苓、泽泻、白术、甘草等。若症见咳吐痰涎，则在其基础上先辨痰，后随症加减：热痰可加瓜蒌、桑白皮、金银花、浙贝母等；湿痰可加半夏、陈皮；燥痰可加贝母、沙参等。

《金匮要略·痰饮》中提道："病痰饮者，当以温药和之。"徐艳玲教授遵循此法，在治疗痰浊时，用以温药和之。此意有四：其一，用药以和为度，非燥、非补，应时刻注意保护其津，过燥则助火伤津，消灼肺津，过补则滋腻遏阳，进一步加重病情。其二，温阳寓有祛邪之意，可加行气、宣肺、导痰、消饮之品。其三，温运中焦，当和脾胃以调中，脾胃和之，水谷精微得以运化，痰浊自消。其四，痰饮为阴邪，其本性属寒，不能速生，亦难速去，本病属虚，忌用峻剂猛药攻逐痰涎，宜扶正为首要任务，参以化饮之品，意在缓图取效。以"温""和"为原则，常用茯苓、白术、陈皮、半夏、白前、生姜、大枣、桂枝、甘草等药。如有燥邪袭肺，津伤甚者，可加沙参、百合、枸杞、玉竹、石斛、麦冬等以养肺津；湿痰为患者，可加陈皮、半夏、白前等祛湿化痰；热邪显著者，可加金银花、瓜蒌、桑白皮、前胡、桔梗、黄芩等清热化痰。

2.2　活血散瘀

瘀血在本病的发生发展过程中，不仅是病理产物、更是致病因素。瘀血不除则虽用尽其法，而疗效不现。在本病的见症之中，除肺系咳喘症状外，亦常见患者面色晦暗，口唇爪甲发绀，舌质紫暗，舌下静脉迂曲，脉沉弦或涩等症。治宜活血化瘀，以通肺络。常选用药：丹参、川芎、赤芍、当归、黄芪、桃仁等。但又因破血药多伤正气，故徐艳玲教授常参以黄芪、党参等益气药来缓和药性，且黄芪虽为补气之品，然其行瘀之功亦不可没，因此在治疗本病时，常在活血药中配伍之。

2.3　疏肝理肺

肺络失养、痰浊瘀血互结均可导致肺脏气机不畅而失其肃令之责，肝气失于疏泄，则气滞之证更重。本病以热象常见，易使肝气从热化火，而临床亦多见因情绪波动而诱发本病，此类患者多肝气郁滞，失于疏泄，因此在治疗时要注重疏导肝气，常选用药：柴胡、郁金、厚朴、香附等；肝气化火可加用牡丹皮、栀子。调理肺气则常选用药：清宣可用桑叶、薄荷；清降可用莱菔子、前胡。

2.4　通腑润肠

《灵枢·本输》篇曰："肺合大肠。"肺为脏属阴，大肠为腑属阳，二者互为表里，相合为用。根据五行学说取类归象，肺与大肠均属于金，同气相求，彼此关联。大肠以通为用，肺以降为和。若大肠热结，腑气不通，循经上扰，热灼肺金或浊气上逆而乘于肺，则可加重本病咳喘等症状。因此徐艳玲教授在临证之时，必细询问有无大便秘结等症。本病以气阴两虚为本，因此常选用润肠之品，如瓜蒌仁、杏仁、郁李仁等治以通腑，以利肺气通利。

《类证治裁》中明确指出，此属"难治之证"，徐艳玲教授在临证治疗本病时，以整体观念、辨证施治为指导，综合运用益气养阴生津、化瘀消痰通络的补虚泻实之法，临床收效甚良。正体现了张璐按喻嘉言之论所归纳的"缓而图之，生胃津，润肺燥，下逆气，开积痰，止浊唾，补真气"之义。

五、治疗特色拾零

1. 缓而图之

本病病程长、病机复杂而缠绵难愈，治疗非一日之功。因此，要遵循"缓而图之"的思想，不可图速愈而妄下攻补。祛邪稍有不慎，则有伤正之忧；补虚略有疏忽，则有闭门留寇之患。本病标实与本虚并存，要注重整体衡量本虚、标实的偏重与否。如活血化瘀法，切忌峻猛破瘀、滥施蛮攻，而应该缓行化瘀之功，活血与养血并见，最终达到祛瘀活血的目的。扶正更是日久之功，切不可贪一时之快而妄投补虚之品。

2. 选择用药

徐艳玲教授认为，因肺间质纤维化患者多为肺肾气阴两虚之体，因此要十分注意药物的选择和运用。如生姜、细辛、半夏等品，其性多辛温燥，易耗伤气阴，所以诸如此类药物的用量不宜过大，并配伍其他寒凉之品以制约其燥热之性。

对于清肺热之药的选用，徐艳玲教授喜用甘寒之品，而少用苦寒之黄芩、黄连，因苦寒易于化燥伤阴。而若出现肝气郁滞、化热化火，方适量选用郁金、栀子等，则为取其疏肝气、清肝火之力，乃行辅佐之功；若此证不现，则不用苦寒。

3. 因人因时

徐艳玲教授临证注重因人因时用药，根据不同的患者通常予以个体化治疗，以求达到最佳疗效。年老、体质虚弱者药量宜轻，体质壮实者药量宜重，而男性患者药量略大于女性患者。"肺通于天气"，一年四季气候变化，肺首应之。应四时用药临证往往效果显著：春季风性轻扬，可辅用桔梗、菊花等；夏季暑湿较重，可辅用佩兰、藿香；秋季注重润肺燥滋肺阴；而冬季注重辅用温肺散寒之品。

4. 注重调护

本病素体虚弱，正气亏虚，易反复感染病邪，病情缓慢性、进行性加重的疾病，患者的日常自我调护显得尤为重要，对病情的发生发展变化也至关重要。《素问·上古天真论》篇中提道："上古之人，饮食有节，起居有常，不妄作劳，故能形与神俱，度百岁乃去。"同时在《素问·四气调神大论》篇中也指出："夫四时阴阳者……春夏养阳，秋冬养阴，以从根本。"此皆为中医养生之重要原则。在五脏六腑之中，肺位最高，故称"华盖"；肺叶娇嫩，不耐寒热，故又称"娇脏"；肺开窍于鼻，外合皮毛。这种生理特点决定了外邪常首先犯肺，故而徐艳玲教授常嘱患者注重日常调护，注意气候的变化，慎饮食起居，注重保持乐观的生活态度等，避免外感、过劳、情志失调等诱发本病，素日肺气虚者可服用玉屏风散以提高自身抵抗能力。正所谓："正气存内，邪不可干。"注重日常调养，方能减少本病的发生。

顺应四时，调养生息：春夏属阳，故应在春夏季节调养阳气，秋冬属阴，则应在秋冬季节调养阴气。并效法于自然界寒暑往来的阴阳变化规律而调神养生，做到在气候交替变化之时，注意增减衣物，避免外邪侵袭，体健神旺则可减少疾病的发生。

调节饮食，舒畅情志：嘱其清淡饮食，多食新鲜蔬果，避免暴饮暴食，忌食生冷、油腻、辛辣之品，禁饮酒无度等。在疾病治疗过程中，因病程缠绵反复，多数患者已有悲观情绪，直接或间接地影响疾病的治愈，因此在看诊过程中应多安抚并疏导患者的情绪，使患者放松心情，时刻保持愉悦乐观的态度，不可过于急躁，应积极主动配合医生共同完成治疗，以取得最佳疗效。

适当运动，避免劳累：在日常生活中应避免过度劳累，可适当进行适合自己的运动，如散步、慢跑、打球等，以利于提高身体机能，减少疾病的复发。这又与《素问·四气调神大论》中："是故圣人不治已病治未病，不治已乱治未乱，夫病已成而后药之，乱已成而后治之，譬犹渴而穿井，不亦晚乎"所提出的"治未病"理论不谋而合，"治未病"既有未病先防之意，又有已病防变之意。

第四节　慢性咳嗽

一、病因病机

慢性咳嗽属于中医学"久咳""久嗽""顽固性咳嗽"的范畴，因其病程较长，故病机也复杂。徐艳玲教授认为咳嗽的基本病机为多种致病因素引起气机紊乱，肺失宣降，肺气上逆，而致咳嗽。咳嗽以表里为纲，一曰外感，一曰内伤。但慢性咳嗽表证已不明显，即使有表证亦属于余邪未清；而里证也分虚实，虚者内伤，实者寒、热、风、痰、瘀均可存在。

1. 外感与内伤为病因

徐艳玲教授认为咳嗽的病因虽有多种，但不外乎外感与内伤两大类。《素问·咳论》曰："皮毛者，肺之合也，皮毛先受邪气，邪气以从其合也。其寒饮食入胃，从肺脉上至于肺，则肺寒，肺寒则内外合邪，因而客之，则肺咳。"故外感者可见因卫气虚弱致卫外功能失调，外感邪实；外邪侵袭，从口鼻或皮毛而入，肺气经口鼻与外界相通，而致多种致病因素可随呼吸入侵机体，如在天气冷热失常，气候突变的情况下，外邪客肺导致咳嗽；或因吸入烟尘、异味气体，肺气被郁，肺失宣降而致咳嗽。外邪主要指六淫之邪，六淫皆可令人咳，《河间六书·咳嗽论》谓："寒、暑、燥、湿、风、火六气，皆令人咳。"即是此意。而风为六淫之首，故有"风为百病之长"之说。外感咳嗽常以风为先导，可夹寒、可夹热、或可夹燥之邪犯肺，肺气壅遏不畅，上逆则为咳。

内伤咳嗽是由于脏腑功能失调，内邪干肺所致，可因肺脏自病抑或是他脏病变涉及肺而导致。肺脏自病者，多见于因慢性肺疾病反复发作迁延不愈，致机体气阴亏虚、肺脏失于濡养，"相傅之官"失其治节之功，肺之主气功能失常，以致邪毒内生，肺失肃降，上逆而致咳。它脏病变及肺者，可因饮食不调；或因平素脾运不健，饮食精微不归正化；或因过食肥甘辛辣之物；或因情志不遂等因素犯肺，肺脏感受其邪，故发为咳嗽。顽固性咳嗽大部分属内伤咳嗽，少数外邪尚未全尽，兼有表证。

不论是邪从外入，还是邪自内生，均影响肺系，使肺失宣肃，肺气上逆发为咳嗽。咳嗽的病位在肺，与肝、脾有密切联系，久则可累及于肾。其病理因素主要是"痰"与"火"，而痰又有寒热之别，火有虚实之分。外感咳嗽以邪实为主，内伤咳嗽多为邪实正虚。两者常可相互影响，相互为病。若外感咳嗽迁延不愈，邪伤肺气，更易反复感邪，而致咳嗽屡作，肺脏益伤，逐渐转为内伤咳嗽；而内伤咳嗽，久咳伤肺，肺脏为病，可使肺气不足，卫表不固，卫外不强，则易被外邪而侵袭，引发或加重咳嗽，在气候转冷时尤为明显，日久则肺脏更为虚弱，阴伤气耗。由此可知，咳嗽虽有外感、内伤之分，但两者又可互为因果。

2. "肺气上逆"为病机

肺主气，司呼吸，上连气道、喉咙，开窍于鼻，外合皮毛，内为五脏华盖，其气贯百脉而通它脏，不耐寒热，称为"娇脏"，易受内外之邪侵袭而致宣肃失司。咳嗽是肺的保护性反射，肺脏为了祛除病邪外达，以致肺气上逆，冲击声门而发为咳嗽。诚如《医学心悟》所说："肺体属金，譬若钟然，钟非扣不鸣，风、寒、暑、湿、燥、火六淫之邪，自外击之则鸣；劳欲情志，饮食炙煿之火，自内攻之则亦鸣。"《医学三字经·咳嗽》亦说："肺为脏腑之华盖，呼之则虚，吸之则满，只受得本脏之正气，受不得外来之客气，客气干之则呛而咳矣；只受得脏腑之清气，受不得脏腑之病气，病气干之，亦呛而咳矣。"提示咳嗽是内外病邪犯肺，肺脏祛邪外达的一种病理反应。

2.1 肺脏自病

不论外邪犯肺或内邪干肺，均可引起肺失清肃，肺气上逆作而咳嗽。若外邪犯肺，日久不愈，则肺气受损，腠理不实，则外邪易袭，每因复感外邪而反复发作。肺气虚者，咳嗽而无力，伴气短懒言，声音低微，肺气虚，肃降无权，气不化津，可使津聚成痰，气逆于上，均可引起咳嗽。或因外邪袭肺，化热伤津，可使咳嗽迁延。《景岳全书》云："肺苦于燥，肺燥则痒，痒则咳不能已也。"肺喜润而恶燥，燥又易伤肺，肺阴亏损，肺失滋润，宣发与肃降失司，可见咳嗽频作，咽喉发痒，痒则引咳，日久不已，咳嗽少痰，或无痰，口干，舌红，少苔或苔薄，脉细弦。若素体痰盛或嗜食肥甘之品，致痰湿内停，痰湿蕴结于肺，影响肺的宣降功能，而咳嗽反复不愈。若因肝火犯肺，或嗜食辛辣之品化热，痰与热互结，痰热蕴结日久入络成瘀，终致痰、热、瘀三者互结，形成深痰痼疾，则咳嗽反复难愈。临床可见咳嗽阵作，咳痰色黄，质黏稠，胸胁隐痛，或兼口中黏腻，肢体困重，或痰中带血，舌质暗红，苔黄腻，脉滑数。若肺阴不足，每致虚火上炎，炼液为痰，肺失濡润，上逆作咳，可见干咳痰少，或痰中带血，口燥咽干等症。《素问·咳论》云："肺咳之状，咳嗽而喘息有音，甚者唾血。"

2.2　它脏及肺

肺主气、司呼吸，主宣发肃降，通调水道，朝百脉而主治节。肺脏自身生理功能失常、影响气机运行，必然会引起本病。然肺与五脏六腑关系密切。《素问·咳论》指出："五脏六腑皆令人咳，非独肺也。"肺为华盖之脏，外与自然相通，内居它脏之上，统司一身之气，受百脉之朝会，因此其他脏腑发生病变，也会波及于肺。故而徐艳玲教授认为本病虽病位在肺，却并非肺脏一体之病。

2.2.1　脾病及肺

肺与脾在生理上关系密切。其一，从经络及五行的观点而言，肺之经气源于其母脏脾。肺脾两经同属"太阴"，有"同气相求，同声相应"的关联。土能生金，脾为肺之母，肺为脾之子；其二，肺主气，既主呼吸之气，又主一身之气，而脾胃为气血生化之源，宗气由肺吸入之清气与脾胃运化而来的水谷之精气相结合而成。因此，肺主一身之气是以脾胃为气血生化之源为前提的；其三，脾与肺共同参与水液代谢，并发挥着重要的作用。如《素问·经脉别论》云："饮入于胃，游溢精气，上输于脾，脾气散精，上归于肺，通调水道，下输膀胱，水精四布，五经并行。"

脾主运化，主升清，脾为肺之母。肺病久咳不愈，子病及母，脾失健运，则痰浊内生；肺病及脾，脾之升清功能失职，水谷精微不能上输于肺，则肺气更虚，引起肺脾气虚，气虚则不化津液，亦可使痰浊内生，痰湿蕴肺，壅塞气道，肺失宣降则咳嗽，故有"脾为生痰之源，肺为贮痰之器"之说。若痰湿蕴结日久化热，痰热郁结于肺，则可表现为痰热咳嗽；若饮食不节，损伤脾胃，脾失健运，水谷不归正化，则痰湿内生，痰浊伏肺，形成咳嗽之"夙根"，每遇诱因引触，则咳嗽时作。朱丹溪在《脉因证治》中提出："咳者，谓无痰而有声。肺气伤而不清，而上逆，皆关于肺也。嗽者，谓有痰而无声。脾湿动而为痰，而成嗽，皆积于脾也。盖因伤于肺气，动于脾湿，咳而为嗽也。若脾无留湿，虽伤肺气而不为痰也。"脾为肺之母，脾之运化功能正常，则气血旺盛，上充于肺，则宗气充足，宣降有度，腠理固密。若脾失健运，生化不足，则肺的宣发肃降无权，气机不畅，痰饮贮留，可变生他证；卫外功能减退，易感外邪而引发感冒、咳嗽等，以及其他诸多肺脾不足之证。故《素问·六节脏象论》曰："五味入口，藏于肠胃，味有所藏，以养五气，气和而生，津液相生成，神乃自生。"肺气失宣，上源不通，水道不利，水饮内蓄，会影响脾的运化功能，反之脾的运化转输功能失调，也会影响肺的宣发肃降功能。

2.2.2 肝病及肺

肝与肺在经络上存在着络属关系。正如《灵枢·经脉篇》曰："肝足厥阴之脉……上贯膈，布胁肋……其支者，复从肝别，贯膈，上注于肺。"若肝气升发太过或肝气郁结，可循经上扰于肺，发为咳嗽。在五行上，肺属金，肝属木。肺气主降，可克制肝气、肝火上升。若肝木升发太过，则可逆乘肺金；若肺虚不能制约肝木，则肝木可升发无制侮肺金，上扰于肺，使肺气上逆而咳；若肝郁日久化火，木火刑金，亦可发为咳嗽。

肝为刚脏，主疏泄，其气以升为顺，为气机升降之枢纽，调畅全身的气血津液运行；肺为娇脏，其气以肃降为常，为气之主。肺肝二脏，肝主升发、肺主肃降，肝与肺之气左升右降，一升一降，共奏一身之气机协调。肝升肺降正常，则气机调畅，使气血平和而呼吸平稳。前贤谓："善治痰者，不治痰而治气……"肺气郁滞不降，必然会与肝脏互生病理影响，而肝脏疏泄失常，肺脏亦必受其累。若肝气郁结，失于调达，可影响肺的宣降，肺气上逆而咳；或肝气郁结，肝失疏泄，津液输布失常，停聚成痰，血行不畅则为瘀，痰瘀阻滞清道，而肺失宣肃亦可令人咳。肺乃清虚之府，为肺腑之华盖。呼之则虚，吸之则满，只受得本脏之正气，受不得外来之客气，客气袭之则咳。风邪上受，首先犯肺，患者素有七情内伤、肝气郁结之体，复受风邪，肺系受扰，肺气壅遏，则必然宣肃失司，临证每见咳嗽时缓时剧，经久不愈，每逢忧思、恼怒、感寒、受风即咳剧，伴咽痒，苔薄白，脉弦。

2.2.3 肾病及肺

肾属水，肺属金，肺脏为肾脏之"母脏"。久咳首先伤肺，致肺气亏虚，"金水同源"，最后必致肾精亏耗之象。"母病及子""子盗母气"，相互损耗可使肺肾两脏之虚更重，双方生理功能受到影响，病理上相互波及。肾者主水，为水脏，肺为"水之上源"，若肺宣降失职或肾气化不利，可影响水液代谢，可出现咳喘不得卧，甚则水肿。肺肾之阴液相互滋生，当肾阴亏虚，虚火上炎，可灼伤肺阴，临床出现咳而少痰或干咳音哑，潮热盗汗，腰膝酸软等肺肾阴虚的症状。

肺主呼气，肾主纳气，《类证治裁·喘证》云："肺为气之主，肾为气之根，肺主出气，肾主纳气，阴阳相交，呼吸乃和。"凡内伤之嗽，必皆本于五脏之精气，特别是肾精，肾精不足，摄纳失常，气逆于上而咳。五脏之气受伤，则病必自下而上，由肾由脾以及于肺。正如张景岳言："肺金之虚，多由肾水之涸，正以子令母虚也。"本病后期，肺肾相互损耗到一定程度，肾脏闭藏作用失常，吸入之气不能经肺之肃降而下纳于肾脏，可出现"肾不纳气""动则喘甚"。肾脏的蒸腾气化功能失常，可加重肺脏的宣发肃降和通调水道功能的失调。肺肾为金水滋生之脏，关乎五脏荣昌耗损，肺病日久，必然伤及肾气、耗损肾阴，更使肺脏难得肾水滋养，进一步加重病情。《素问·咳论》云："肾咳之状，咳则腰背相引而痛，甚则咳涎。"肾阳不振，气化不利，水饮内停，上逆犯肺，亦可致咳。《素问·水热穴论》："其本在肾，其末在肺，皆积水也。"

2.2.4 心病及肺

心肺同居上焦，位于胸中，位置相近，二者关系密切。心主血，肺主气，肺与心之间主要体现为气和血的关系，只有心主血的功能正常，才能维持正常的肺主气司呼吸的功能，故有"呼出心与肺"之说。肺主胸中之宗气，贯通心脉以助心行血；而心主一身之血脉，百脉聚会于肺，只有心主血的功能正常，才能维持正常的肺主气司呼吸的功能，故有"呼出心与肺"之说。两者相互配合，保证气血的正常运行，以维持机体脏腑组织的功能活动。《医精精义》上卷曰："心为君主，肺在心外，以辅相之心火，恐其太过，则肺有清气以保护之，如师傅之辅助其君也，故称相傅之官。究其迹象，则因心血回入于肺，得肺气吹出血中浊气，则复变红而返于心。"

若心火亢盛犯肺，则肺失宣降，肺气上逆，可出现咳嗽、心烦失眠等症；若心气不足，无力推动血液运行，而致心脉瘀阻，导致气机不利，可影响肺之正常宣发与肃降功能，肺气上逆，可出现咳嗽、气短、不得平卧、心悸、口唇紫暗等症；若心血不足，不能充养于肺，可引起肺气亦虚，最终导致心肺气虚，表现为心悸气短，咳喘无力，动则尤甚等症状。同时，肺气虚弱或肺失宣降，可影响心主血脉功能，而导致血液运行瘀滞，表现为胸闷少气，心悸怔忡等症状。从现代医学角度来看，心肺关系也甚为密切，许多心脏疾病可出现咳嗽症状，如心功能不全时可出现咳嗽、呼吸困难等。

二、辨证法则

1. 辨证要点

慢性咳嗽属中医学"久嗽""久咳""顽固性咳嗽"，时日已久，病情多比较复杂，辨证属于虚实夹杂，本虚标实；其中痰湿、痰热、肝火多为邪实正虚，肺阴亏耗则属正虚或虚中夹实。

徐艳玲教授临证时尤其注重痰对本病的影响，痰是脏腑功能失调，津液输布障碍，或邪热伤津，炼液而成的，与肺脾肾三脏有密切关系。肺主气，司呼吸，主宣发、肃降，肺失宣降，津液输布失常，停聚为痰；脾主运化，脾失健运，水湿即停而为痰浊，痰浊上乘，蕴贮于肺脏；肾主水，久病肾虚，不能温化水湿，聚成痰浊。多数医家重视从肺胃咳吐而出的"有形之痰"，没有足够的认识到停积于脏腑、经络、血脉之中的"无形之痰"。痰既成之后，又作为内源性致病因素作用于人体，痰阻于肺，肺失宣肃而见咳嗽咳痰。痰为阴邪，其性湿浊，湿性黏腻，致病难愈，而成顽固性咳嗽，所谓"怪病皆生于痰。"由此可知痰对判断邪正盛衰的演变，具有极其重要的意义。

2. 治疗原则

慢性咳嗽病程较长，病机复杂，辨证常为虚实夹杂，邪实正虚，又"五脏六腑皆令人咳，非独肺也"，因此不能见咳治咳，独取肺脏，应当辨其虚实标本缓急主次，辨明病位，注意治虚勿忘实、祛邪当顾虚，或以祛邪为主，或以扶正为主，联系脏腑辨证论治。因其每易感受外邪使症状加重，更当权衡主次缓急，或先后分治，或标本兼顾。缓则治本也需要防滋腻恋邪；急则治标，用药更应忌攻伐太过而伤正，致使耗气伤阴。缓解期补虚固本以图根治。

3. 辨证论治

3.1 从肺论治

3.1.1 痰热郁肺

症见咳嗽气促，咳痰色黄，质黏稠或稠厚，咳吐不爽、胸胁胀满，咳唾引痛，面赤身热，口干欲饮、舌苔黄腻，舌红脉滑。徐艳玲教授认为此类咳嗽多因痰热壅阻肺气，肺失宣降，肺热蕴蒸，而致咳嗽。治宜清热化痰，肃肺止咳，方用清金化痰汤加减。若痰黄、腥臭，甚或呈铁锈色者，随症可加鱼腥草，瓜蒌，芦根，葶苈子等。

3.1.2 肺气虚弱

症见咳嗽，气短，咳痰无力，痰清稀薄，面色㿠白，自汗，或动则汗出，易感外邪，倦怠懒言，舌质淡嫩、苔薄白，脉虚无力。徐艳玲教授认为：本证多因肺气虚弱，卫表不固，易感外邪，肺失宣降而致，治以补肺益气。方选补肺汤合玉屏风散。

3.1.3 肺阴亏耗

症见干咳少痰，痰中带血，咳声短促，或声音嘶哑，口燥咽干，或午后潮热，两颧潮红，手足心热，夜寐盗汗，神疲消瘦。舌红少苔，脉来细数。

本型咳嗽主要是因为肺阴亏虚，阴虚火旺，虚火上炎，肺络受伤而致咳嗽。治宜滋阴润肺，止咳化痰，方用沙参麦冬汤加减。

3.2 从脾论治

3.2.1 痰湿壅肺

临床咳嗽反复发作，痰多而黏腻，咳声重浊，因痰而咳，痰出则咳平，痰色白或略灰，常于早晨或进食后咳甚或多进甘甜油腻食物后咳嗽加重，兼见胸闷呕恶、食少便溏、舌苔白腻、脉象濡或滑。徐艳玲教授认为此为脾虚水湿不化，聚湿生痰，上渍于肺，壅遏肺气而作咳。治宜健脾燥湿，化痰止咳，方用二陈汤合三子养亲汤。

3.2.2 脾胃气虚

久咳不已，咳嗽痰多，咳声低弱，语声低微，面色萎黄，食少便溏，倦怠乏力，舌质淡，苔薄，脉弱。此为脾胃气虚，升清降浊功能失调，痰浊内生，上逆犯肺而致。治宜培土生金，方用六君子汤加味。

3.2.3 脾阳虚衰

临床症见咳嗽，咳痰色白质稀，面色㿠白，疲乏无力，四肢不温，大便溏薄，舌淡苔白，脉迟。此证主要以脾阳不振，水饮内停，阻于气道，可影响肺的宣降功能而致咳嗽。治以温中散寒，补虚益气，方用理中丸加减。

3.3 从肝论治

3.3.1 木郁生痰

临床症见咳嗽频作，咳痰量多，脘闷嗳气，胁肋胀痛，咽中如有物梗阻，心情抑郁，每因情志不遂而发病或病情加重，舌质淡，苔薄白，脉弦滑。肝气郁结，肝失疏泄，水液运行不畅，停聚成痰，或木不疏土，脾失健运，水液停聚为痰，痰浊壅滞于肺，肺失宣降而致。治以疏肝理肺化痰之法，方用柴胡疏肝散、半夏厚朴汤加减。

3.3.2 肝木侮肺

临床症见咳嗽气喘，夜间咳甚，干咳无痰，或痰少难咯，胸胁胀闷，少寐，舌质红，苔薄白，脉弦。主要是由于郁怒伤肝，忧思气结而致肝气升发太过，肝木侮于肺金，肝气犯肺，则肺失宣降，气机不利而致。治以清肝肃肺止咳之法，方用五磨饮子合泻白散加减。

3.3.3 木火刑金

症见干咳或咳嗽少痰，痰黄稠难咯，甚则咯血或痰中带血，急躁易怒，面红目赤，胸胁疼痛，咽干口苦，舌红，苔黄少津，脉弦数。此证主要是由于肝郁日久化火，循经上扰犯肺，火灼肺金，肺失肃降而发为咳，甚则迫血妄行而咯血。治以泻肝清肺止咳之法，方用黛蛤散合泻白散为主。

3.3.4 肝风上扰

症见咳嗽剧烈，干咳或咳痰不爽，咽干口燥，急躁易怒，头目胀痛，胸胁阵痛，眩晕耳鸣，舌红少苔，脉弦细。此证多为肝阴亏虚，阴虚风动，上扰肺脏，肺失肃降而为咳。治以平肝降肺止咳之法，方用镇肝熄风汤合泻白散加减。

3.3.5 肝阴不足

症见干咳少痰或痰中带血，咳嗽夜甚，时作时止，失眠多梦，潮热盗汗，舌红少苔，脉弦细数。肝之阴血不足，阴虚火旺，灼伤肺津而致。治以养阴柔肝，润肺止咳之法，方用一贯煎加减。

3.3.6 脉络瘀阻

症见咳嗽剧烈，胸胁刺痛，转侧不利，痛甚则咳尤甚，面色青紫，舌质紫暗，脉涩细。此证多为肝郁气滞，瘀血阻滞，枢机不利，肺气失宣而为咳。治以疏肝畅肺化痰祛瘀之法，方用桃红四物汤加减。

3.4 从心论治

3.4.1 心气亏虚

临床表现以咳嗽，痰多质稀，胸闷心悸，气短乏力，舌淡苔白或淡白，脉细或结代。徐艳玲教授认为：此证多由心气不足，血行无力，影响肺的宣发肃降功能所致，治以温阳益气化痰止咳，方取桂枝加附子汤加减。

3.4.2 心火上炎

咳嗽频作，咳少量黄黏痰，咽痛咽干，口舌生疮，口渴多饮，心烦失眠，夜寐不宁，纳尚可，小便黄赤，大便秘结，舌尖红，苔黄少津，脉数。徐艳玲教授认为此证多由心火亢盛而克金太过，肺失清肃而致。治以清心泻火，润肺止咳，处方以导赤散加味。

3.4.3　心血瘀阻

多因心气、心阳不足，而血行无力，以致心脉瘀阻，血行不畅，也可影响肺之宣肃功能，表现为咳嗽痰多、气短心悸、心胸闷痛，舌质紫暗或有瘀斑，脉沉滑。治以活血化瘀，理气化痰，方用血府逐瘀汤合瓜蒌薤白白酒汤加减。

3.5　从肾论治

3.5.1　肾阳亏虚

咳嗽而痰多清稀，眩晕心悸，腰背酸痛，畏寒肢冷，面色晦暗，耳鸣，甚则肢体水肿，舌淡胖，苔白滑，脉沉细。此证多属肾阳亏虚，无以温化，水液停聚，壅滞于肺而致。阳虚水饮凌心，则心悸。治以温阳利水，降逆止咳，方用真武汤加减。

3.5.2　肾阴不足

症见咳嗽频作，干咳少痰，或偶有血丝，咳则腰痛，口燥咽干，五心烦热，眩晕耳鸣，颧红，盗汗多梦，舌红少津，脉沉细。此证多属肾阴亏虚，阴虚火旺，灼津为痰，痰阻气道，肺失宣降上逆而致。治以养阴润肺，方用六味地黄丸加减。

3.6　五脏兼病所致

3.6.1　肺脾气虚

主要症见咳嗽声低，懒言，咳痰色白质稀，食少纳呆，倦怠乏力，甚则水肿，舌体胖大质淡，舌苔白或腻，脉细。原因主要是咳嗽日久，肺虚不能主气，脾虚健运失职，气不化津，痰饮蕴结于肺，肺气上逆而致。治以健脾益气，燥湿化痰，方用参苓白术散加减。

3.6.2　肝肾阴虚

症见干咳少痰或痰中带血，夜间咳甚，胸胁隐痛，潮热盗汗，口干欲饮，失眠多梦，头晕目眩，舌质红少苔，脉弦细数。此证肝肾阴虚或肝郁日久，不能制约肝气，水不涵木，木叩金鸣而咳。治以滋水柔肝，润肺止咳，方用一贯煎加减。

3.6.3　肺肾阴虚

干咳少痰或无痰，或痰夹血丝，声音嘶哑，口干咽燥，或午后潮热、五心烦热，舌质红少苔，脉细数。主要是由于禀赋不足，或过劳而致肾阴不足，阴虚不能上滋于肺，而致肺阴不足，阴虚火旺，肺络损伤，而致咳嗽。治以养阴润肺、清热止咳，方用沙参麦冬汤加减治疗。

3.6.4　肺肾气（阳）虚

咳嗽反复发作，痰涎清稀，头眩，心悸，畏寒肢冷，腰膝酸软，或兼水肿，小便不利，舌苔白滑，脉沉滑无力。徐艳玲教授认为：此多由肺肾阳气亏虚，摄纳无力，肺气上逆而致。治以温肾益肺，化痰止咳，方用真武汤加减。

三、临证经验及特色治疗

1. 重视脏腑，尤其重视肺脏

慢性咳嗽与五脏六腑皆有关系，所以《素问·咳论》说："五脏六腑皆令人咳"，但无一不与肺相关。若五脏六腑功能健运，肾摄纳封藏，脾运化水谷，肝敛敛潜藏，肺宣发肃降，则咳嗽何由而生。张锡纯有言"肺原为玲珑通彻之体，具合辟之机，司呼吸之气，其合辟之机无碍，呼吸之气自如，则不致病发喘嗽。若有所损伤，或薄受风寒，有碍合辟之机，呼吸之气，则喘嗽即作。"徐艳玲教授遵张氏治疗之法或清肺降肺，或滋肾润肺，或健脾理肺，或清肝保肺，总是尽量投合肺脏合辟之机。诸如："虚者用党参、黄芪之属补其肺气；燥者用沙参、麦冬之属养阴润肺；有痰火者用桑叶、贝母等清肺理痰；有痰饮者用半夏、陈皮温之化之"等。

即便是涉及肝肾，其论治之法还是不离于肺。肝为肺之对官，肾为肺金之子。肝火恣横，上逆可迫肺金使肺气不能通利下行；肾虚不能纳气，可使肺气虚浮，不能沉降。此等咳嗽可配白芍以泄肝火保肺金，或配黄肉、芡实以摄纳肾气，使肺气能够下降，总是着手于肝肾，落脚于肺脏。

至于因脾病及肺，或肺病及脾之咳嗽，应处处留神脾胃正气与饮食状况，多使用山药、白术补脾胃正气；陈皮、半夏、茯苓健脾和胃；鸡内金开胃进食；或参术芪配少量三棱、莪术开胃进食，借以促使脾胃健运功能运化水湿，化生气血，上养肺金，达到培土生金的目的，归根结底还是在治肺。

2. 注意气血阴阳，尤其注意气阴

治咳平喘，特别是对病后之阴阳不相维系的喘逆，应注意气血阴阳的盛衰，及阴阳之间的平衡协调。"阳虚极则元气不能自摄，阴虚极而肾又不纳气，故作喘也。"徐艳玲教授认为此时唯有以熟地、附子与萸肉、龙牡相伍，滋阴助阳，收敛固脱，以其阴阳平调，始为合拍。但相比之下尤其要注意气阴，病邪已除，正气耗伤，或素体正虚，肺体修复无力，气虚肺失宣肃，阴虚肺失濡润，均可致咳嗽发生。治疗之法重视养阴，肺阴虚者滋补肺肾，兼清火理痰；肾阴虚者滋补下焦真阴，兼以摄纳肾气；脾阴虚者滋养脾阴，兼以化痰。

3. 注意降肺气、纳肾气、平冲气、降胃气

人身气机以和降为顺，上行为逆，若转而上逆并迫于肺，即可形成喘咳，"喘咳二证多由逆气上干也"。肺主宣发肃降，制节下行，肺气清肃，能制节诸脏之气，则气机不至上逆，喘咳即无由而作。肾主摄纳封藏，若肾气充足，能纳气归肾，亦不至上逆迫肺导致喘咳。脾胃之气是脏腑气机升降的枢纽，冲脉之气又隶于阳明，系于肝肾，贵在冲和，若胃气能息息下行，其气冲和不乱，亦不至上逆迫肺，病发喘咳。徐艳玲教授认为：治咳平喘应注意和降气机，除注意降肺气，纳肾气，尚注意平冲气、降胃气。降肺气可用紫苏子，纳肾气可用萸肉，降胃平冲可用代赭石、半夏。紫苏子入肺主降，可降逆平喘，使逆气转而下行，代赭石重坠，善于镇降冲胃逆气，且性质平和，降逆气而不伤正气；半夏禀秋金收降之性，力能下降，为降胃安冲之主药；萸肉酸温，能补益肝肾，收敛元气，纳气归肾，固涩滑脱。

4. 治病求本，消除病因

《素问·至真要大论》关于治病之道有"谨守病机，各司其属"的教导，和"见病休治痰"的经验，据其所言要重视治疗病本，消除引起咳嗽的原因。正如"心、肝、脾、肾四经各有咳嗽之症，不过假途于肺耳！后人不明此义，一遇咳嗽，不辨其所以致咳之由，但从肺治，又安怪其效者少，而不效者多耶？"之言，体现了中医整体观和辨证论治、治病求本的思想，也正是中医

治病的优势所在。咳嗽是一种人体祛邪外达的病理表现，故治疗上不能单纯见咳止咳，必须按照不同的病因，进行不同的治疗。一般来说，咳嗽的轻重可以直接反映病邪的微甚，但在某些特殊的情况下，因正虚不能驱邪外达，表现出咳嗽虽轻，但病情较重，应加以警惕。如肺痨咳嗽，徐艳玲教授认为：肺肾阴虚、气阴两虚是其本，咳嗽、痰血等是其标，故单纯的止咳化痰不能治愈疾病，宜滋补肺肾之阴，或气阴双调以治本，待肺肾之虚恢复，则其咳嗽、痰血自止。故治疗应深究其机，丝丝入扣，整体调治，扶正祛邪方可治愈，否则易演变为其他疾患。

5. 缓图忌攻

本病病程较长、病机复杂而缠绵难愈，治疗上非一日之功。肺为清虚之脏，位居上焦，肺病用药宜轻清，当选微苦微寒微辛之品，而不宜用大苦大寒大滋大润之药耗伤肺气，闭遏邪气。因此，要遵循"缓而图之"的思想，不可妄下功补之品以图速愈。祛邪稍有不慎，则有伤正之忧；补虚略有疏忽，则有闭门留寇之患。本病多虚实夹杂，邪实正虚，当辨其虚实标本缓急主次，及其偏重与否。如老人虚人，皆以温养脾肺为主，稍稍治其标可也。若欲速愈而亟攻其邪，因而危困者多矣，慎之。

6. 用药经验

徐艳玲教授认为慢性咳嗽属邪实正虚，祛邪扶正当同时兼顾，补泻比例按邪正走势而定。慢性咳嗽常寒热错杂，外寒内热，寒化热，故一方之中寒热之品要酌情同用。慢性咳嗽邪去正安，病情控制，尚需要继续调理，可巩固疗效，减少再发之虞。此时以补益为主，但不能纯补，于益气填精之品中加入柴胡、黄芩、法半夏、香橼皮等和解疏理药物收效明显。

7. 腧穴敷贴

腧穴敷贴法既有经穴刺激的传导感应作用，又有药物有效成分透皮吸收、直接发挥明显的药理效应，因而具有穴位与药物协同治疗的作用。以麝香、细辛、吴茱萸等药物适量，黄酒调成糊状摊纱布上，睡前敷贴双侧足心涌泉穴区，连续一个月，有温运阳气、化痰止咳等功用。《黄帝内经》有"春夏养阳、秋冬养阴"之说，可宗其"冬病夏治"之法，于每年夏季伏天贴敷背俞穴，头伏贴第 1 组，二伏贴第 2 组，三伏贴第 3 组，隔 10 天敷贴 1 次，可连续 3 年敷贴 3 个伏天，方可巩固疗效。

8. 预防调护

在五脏六腑之中，肺位最高，故称"华盖"；肺叶娇嫩，不耐寒热，故又有"娇脏"之称。肺开窍于鼻，外合皮毛，与自然界息息相通。这种生理特点决定了肺脏易被外邪侵袭，故而徐艳玲教授常嘱患者注重日常调护，注意气候的变化，防寒保暖，注重保持乐观的生活态度等避免外感、情志失调等诱发本病。尤其应当注意起居饮食的调护，饮食上不宜肥甘、辛辣，有嗜酒及吸烟等不良嗜好的患者首先应当戒除，尽量进食发挥药食同源的食物，配合药物等治疗以提高疗效。平素适当参加体育锻炼，以提高抵抗力。素体虚者可服用玉屏风散以提高机体卫外功能，增强皮毛腠理御寒抗病能力。正所谓："正气存内，邪不可干"，注重日常调养，方能减少本病的发生，提高疗效。

第五节　肺结节

1. 肺结节中医病名归属

在传统医学领域，肺结节尚未形成确切的病名界定，各医家也未形成一致的认识，其症状表现与许多中医病证相关。依据其症状和病理机制，可归类于"痰核""湿痰流注"等范畴，临床症状常表现为痰瘀结聚。现代医家朱曾柏教授的观点为："肿块、结节，或结于皮下，或凝于腹内，也可以发生在其他组织器官之中，皮肤表面无变化，或是微有冷凉感，或是肤色晦暗。"现代一些医家分析其临床及发病特点，将其归入中医"肺积"的范畴，亦有部分医家根据其病位及临床表现，认为肺结节可归属于肺痹、痰饮、瘿瘤等范畴。

2.肺结节的病位病性

2.1　肺结节的病位

肺结节的实际病位主要在肺脏，细化具体定位当在肺络血分。一方面，肺络是存在于肺部的络脉，狭义地理解为肺内的血管系统，广义地涵盖小支气管、肺泡及供血小血管及微血管等。《类证治裁》云："若营气自内所生诸病，为血为气，为痰饮，为积聚，种种有形，势不能出于络外，故经盛入络，络盛返经，流连不已。"由此形成痰瘀，进一步发展为肺结节，可见肺结节病在肺络；另一方面，络脉之病在血分。叶天士言："络中乃聚血之地。"叶天士的络病理论认为，肺之络病是从脏—腑—经—络发展而来，首见脏腑气机失衡、经络气机紊乱，继而"络气还经"受阻，导致络脉瘀闭，致血分病变；肺结节即是由于多种因素导致气机运行失序，影响津液正常循环，形成"内痰"，长期累积影响络中之血而产生。综上所述，肺结节病的具体病位应在肺络血分。

2.2　肺结节的病性

除了少数恶性肺结节外，大多数肺结节生长缓慢，病变范围较局限，这与中医痰病理论所述"逐渐蓄积，可积聚成瘤"相符合，故可归类为"痰病"的范畴。朱丹溪云："人身有结核，不痛不红不作脓，痰注也。"痰的特性为"逐渐蓄积、流动不测、黏滞胶着、秽浊腐败、凝结积聚、致病怪异"，其致病有"蒙蔽神明""阻滞气机""壅塞血脉""泛溢肌腠""积聚成瘤""宿痰失道"等多种表现，肺结节的病症也符合上述"痰病"的特性。

3.肺结节的病因病机

3.1　肺气亏虚

"诸气者，属于肺"，肺主一身之气，为生气之源，与人体的元气生成密切相关，并且对全身气机具有调节作用。肺开窍于鼻，司呼吸，上连气道、喉咙，开窍于鼻，肺气不利，升降失司，则可见咳嗽、喘促气短等症状。肺合皮毛而具有卫外固表之功，输布阳气于体表皮毛，润泽肌肤以卫外，若肺卫调节失常，卫外功能减退，则见自汗、易于感冒等症状。徐教授认为肺为娇脏，易受内、外之邪侵袭而为病，病则宣肃失常。或因素体虚弱，或因年老体衰，或因久病伤正，使肺脏受损，影响气的生成，而成肺气虚，是肺系疾病的基础。若肺气亏虚，无力鼓动血液，血行不畅，而凝滞为瘀；气虚津液不布，则易聚生痰液；痰瘀内生，阻滞肺络，则发为结节。

3.2 肺气郁闭

肺为脏腑之华盖，吸之则满，呼之则虚，主宣发、肃降，若宣降失权，气机不畅；或平素情志不遂、忧思气结，导致肺气闭阻，气机不利；或郁怒伤肝，肝气上逆于肺，宣降失常气机郁结于肺络，则发为结节。

3.3 瘀阻肺络

肺为相傅之官，主治节，朝百脉，血随气动，周流濡养全身。若肺气不利，治节失司，百脉不畅，气病及血，心气虚弱，血脉不利，则瘀血内生，阻滞肺络，则发为结节。

3.4 痰阻肺络

"肺主通调水道"，为水之上源，肺气以宣降为顺，其宣降功能又与水液代谢直接相关。肺气开宣，津液才能敷布；肺气肃降，水道才得通调。若通调失常，则水液停滞痰浊内生。肺气虚，气不布津，则聚而生痰，阻滞肺络，均可发为结节。

4. 肺结节的辨证

4.1 肺脾气虚型

《素问·评热病论》篇云："邪之所凑，其气必虚。"肺结节的病机中，正气亏虚是根本，疾病早期以肺脾气虚为主，乃是肺结节的发病基础，故扶正补虚之法应贯穿本病治疗始终。肺气虚水饮聚生，脾虚痰湿停聚，母子同病，津液运化输布失常，生湿聚痰，久而成积。临床治疗以益肺健脾为根本，但不可一味补益，扶正同时兼祛邪并举，用药应平而不峻，宜轻宣避免燥烈，顾护肺阴，在补益的基础上宣邪透表，缓而图之。四君子汤是由人参、白术、茯苓、甘草组成的经典方剂。此方以其性质平和，体现了中医"培土生金"之理念，脾土为肺金之母，"土能生金"通过补益脾气从而助肺气，可调节机体免疫功能，有助抵御外邪，以达到推动邪气宣发的作用，有助于消解痰浊，从而缓解肺结节病症的发展。用药常选黄芪、山药、党参、太子参、白术、茯苓等健脾益肺化痰。临床根据病症加减：兼表证者，可加用桔梗、前胡、葛根解表祛邪；咳嗽甚者，可加用百部、旋覆花、紫菀、荆芥等宣肺止咳；痰量多者可加橘红、芥子等降气化痰；胸闷抑郁者可加柴胡、枳壳等宽胸理气；纳差者常用鸡内金、炒麦芽等健脾消食。

4.2 气阴两虚型

肺结节患者正气亏虚是为发病基础，由于禀赋不足、体质偏颇或久久为病耗损肺气，机体对外邪抵抗防御的功能下降，在遭受诸如烟毒、霾污等具有燥烈易伤阴之性的邪气侵扰后，易导致肺气阴两伤。肺结节具有实体形态及明显的病理特征，属有形实邪，痰湿与血瘀交织互结，日久化热成毒，损伤肺之气阴，亦会致气阴两虚证。临床治疗以益气养阴为原则，既要顾护气虚之为病基础，亦要兼顾养阴之力度。注重补益肺脾之气，养护肺阴，兼以化痰散结，以达养阴而不滋腻，润肺而不碍邪之效。遣方治疗可予百合固金汤加减，合玉屏风散能够益气固表，见神疲乏力、自汗、盗汗症，可予生脉散加减。临床用药常选用补气药、养阴药以及养阴益气药共同使用，补气常选用黄芪、太子参、党参、山药等，气虚严重者可选用人参。补气同时合用具有滋阴润肺功效之品，常选用沙参麦冬汤中药味加入，如沙参、麦冬、天冬、玉竹、百合、知母等甘寒之品，使补虚不上火，阴平阳秘，大补气阴且无温燥之弊。临床根据病症加减：痰中带血者，可加用白及、白茅根、三七等；咳喘甚者，可加用杏仁、款冬花、五味子等止咳平喘；虚热内盛者，可加用桑白皮、地骨皮以清虚热；脾虚痰多者，可加用白术、茯苓、薏苡仁等健脾消痰；年老体衰者，呼多吸少，活动后喘，可加用熟地、胡桃肉、枸杞子等补肾纳气。

4.3 肝郁气滞型

情志因素在结节病情发展中扮演重要角色，临床上结节患者平素多忧思常伴随情志异常史，《外科正宗》云："忧郁伤肝……所愿不得志者，致经络痞涩，聚结成核。"《灵枢·五变》亦云："若内伤于忧怒，则气上逆，气上逆则六输不通，温气不行，凝血蕴裹而不散，津液涩渗，著而不去，而积皆成矣。"可见肝郁气滞也是诱发肺结节为病之主要始因。肝主疏泄，情志逆乱，肝气失于条达，气机阻滞，上逆犯肺。气机怫郁，肝郁日久，机体脏腑气机紊乱，郁结而由此渐生痰浊、血瘀等产物于体内蓄积不散，结聚成块，终致结节的发生和发展。临床治疗以疏肝解郁、调气散结为原则，首先在调气。明·王肯堂云："治积之法，理气为先。"理气包括行气、理气、顺气，应重视肝肺之联系，注重对肝肺之气的调理，可采用疏肝理气与宣降肺气并用策略。遣方常用柴胡疏肝散、磨饮子、逍遥散合三拗汤等加减化裁，用药常选桔梗、枳壳、柴胡、川芎、郁金、白芍、香附、杏仁、紫苏子等。桔梗、枳壳一升一降，宣畅气机，柴胡、白芍、香附、郁金等则疏肝行气、消除郁滞，杏仁、紫苏等可降气止咳。临床根据病症加减：肺热壅盛，咳喘甚者，可加用石膏、麻黄、桑白皮等泻肺平喘；胸胁疼痛者可加用红花、桃仁、延胡索等活血化瘀，通络止痛；久郁化火者，可加用栀子、黄连清肝泻火；脾虚肝郁者，可加用半夏、厚朴、茯苓、白术、薏苡仁等疏肝健脾。

4.4　痰热郁肺型

《金匮要略心典》云："痞坚之处，必有伏阳。"久居毒邪之域，或饮食偏嗜辛辣、炙烤、油炸等油腻厚味之品，或久嗜烟酒等，易使阳热有余，生湿热之毒；患者体质偏湿热质，或外感湿热之邪，易成痰热；痰湿阻滞蕴久化热或肝气不舒气郁化火，亦可导致生热邪内生，与痰饮胶着，痰热内结。热邪与痰热均为阳邪，易伤津动气，灼伤肺络，胶固瘀结成积，日久积聚不通发为致结节。临床治疗常取"清化"之法，以清热化痰，除湿散结为原则。热毒壅盛者常药用鱼腥草、桑白皮、瓜蒌、黄芩、芦根等清热化痰之品，夏枯草、蒲公英、半枝莲、山慈菇、白花蛇舌草等清热散结解毒。临床根据病症加减：痰黄量多者可加用石韦、胆南星、半夏、橘红等增益清热化痰；咳甚者，可加用枇杷叶、百部、款冬花等；痰质黏难咯者可加竹沥、浮海石、海蛤壳等清肺助痰咳出；口干咽燥、嘶哑者选加桔梗、木蝴蝶、石斛、天花粉等生津止渴，解毒利咽；痰气郁阻者，可加用浙贝母、海藻、胆南星等理气化痰。

4.5　痰瘀互结型

肺结节是邪浊聚集肺部而成的"点"，中医认为此乃痰瘀互结之征象。朱丹溪言："自气成积，自积成痰，痰挟瘀血，遂成窠囊。"阐述了肺结节的病程演变机制。津液输布水湿运化失常，酿生痰浊，痰湿内停阻于脉道，脉络不通，血行阻滞，由此而生瘀。痰与瘀相互诱发、交织叠加，互为因果，痰瘀互结，久则肺络瘀滞不通，缠绵难消。治疗多以化痰消瘀、通络散结为基本原则，根据患者痰、瘀为病的程度不同，选方用药有所侧重。

第六节　支气管扩张症

支气管扩张症是一种极难彻底治愈的慢性呼吸系统疾病，病情可迁延经年不愈，甚至伴随终身不愈。大多是由于支气管炎症反复发作等原因，致使支气管壁结构破坏，导致的支气管异常和持久性扩张，多由急慢性呼吸道感染和支气管阻塞后引起。中医将之归类为"肺痈"。徐艳玲教授以痰为纲以热为目，清热化痰的同时，时时不忘固护正气。

肺痈发病主要原因为感受外邪，内犯于肺，或因痰热素盛，蒸灼肺脏，以致热壅血瘀，蕴酿成痈，血败肉腐化脓。《金匮要略》最早对肺痈的病因病机进行描述："风中于卫，呼气不入；热过于营，吸而不出。风伤皮毛，热伤血脉。风舍于肺，其人则咳，口干喘满，咽燥不渴，多唾浊沫，时时振寒。热之所过，血为之凝滞，蓄结痈脓，吐如米粥。"认为肺痈为感受风热邪毒所引起。《餘病源流·肺病源流》中提道："肺痈，肺热极而成病也"，所以肺痈的本质为热邪。《医门法律》卷六："肺痈由五脏蕴祟之火，与胃中停蓄之热，上乘乎肺，肺受火热熏灼，即血为之凝，血凝即痰为之裹，遂成小痈。"故徐艳玲教授治疗肺痈时将肺痈之病因分为外因与内因，亦从肺、脾、肾三脏入手。外因由于肺卫不固，以致外邪侵袭，内蕴不解；而内因则由于患者痰热素盛致使湿热内蕴，或因内外之邪共同作用，导致热邪蕴结于肺，肺受邪热熏灼，失于清肃，终热结血瘀不化而成痈，继而血败肉腐而成脓。

一、外邪侵袭

《灵枢·痈疽》篇载："寒气客于经络之中则血泣，血泣则不通，不通则卫气归之，不得复反，故痈肿。寒气化为热，热盛则腐肉，肉腐则为脓。"而《张氏医通·肺痈》曰："肺痈者由感受风寒，未经发越，停留胸中，蕴发为热。"故徐艳玲教授常说：当外邪为风寒时，寒邪未能及时发散于表，内蕴不解，郁而化热；而外邪为风热时，可直接自口鼻或皮毛侵犯于肺。而《灵枢·痈疽》篇亦曰："营卫稽留于经脉之中，则血泣而不行，不行则卫气从之，从之而不通，壅遏而不得行，故曰大热不止，热胜则肉腐，肉腐则为脓。"所以无论风寒还是风热，最终可致热邪蕴结于肺，肺受邪热熏灼，失于清肃，血热壅聚。

1. 饮食不节

《医学纲目·卷十九》记载："肺痈者，由食啖辛热炙煿或醋饮热酒，燥热伤肺所致。"所描述的即为患者不节饮食，平素过食辛辣煎炸炙煿厚味，或嗜酒太过，最终酿湿蒸痰化热，熏灼于肺，从而诱发疾病。

2. 体虚劳倦

支气管扩张大多是由于支气管炎症反复发作等原因引起，但不止于外因，饮食不节导致脾胃虚弱，脾失健运，水液内停，久而痰浊内生，所谓徐艳玲教授常说的"肺为贮痰之器，脾为生痰之源"；久病导致肾虚精亏，失于主水，阳虚水泛或阴虚虚火炼津成痰，均可使痰浊上干于肺，痰浊瘀热蕴结而成痈。

二、发则治其标，缓则治其本

肺痈初起，病发多以邪实为主，痰浊壅盛、气机郁滞、瘀血阻络，邪盛证实。如《枢·痈疽》篇中言："营卫稽留于经脉之中，则血泣而不行，不行则卫气从之，从之而不通，壅遏而不得行，故曰大热不止，热胜则肉腐，肉腐则为脓。"徐艳玲教授在治疗时以祛邪为治疗原则，治以清热解毒、化瘀排脓。病证后期及久病之后，肺阴耗伤，邪气内伏，为虚实夹杂之候，多以肺、脾、肾三脏亏虚为主，肺虚聚津成痰、脾虚积湿生痰、肾虚水泛成痰，痰热久蕴，致正虚邪实，即"痰饮留伏，结成窠臼，潜伏于内"。徐教授治疗疾病时常说：攻邪不忘补虚，佐以扶正之品，绝生痰之源，扶元固本令，则邪不可干。《景岳全书》云："若攻之太过，未有不致日甚而危者。"徐艳玲教授在治疗时因外感初发者以清肺为主，久病则应补益肺气；因饮食而发者补脾为主；因劳倦而发者补肾为主。祛邪在初期方取加味桔梗汤等加减，而成痈化脓主要在于血瘀，故应在治疗时加上理气活血之品；补肺宜沙参麦冬汤加减；补脾宜四君子汤加减；补肾宜肾气丸加减。另哮病者，腑常实，宜宣白承气汤。在内服汤药的基础上外用三伏三九天中药贴敷定喘、肺俞、膏肓、天突、膻中、涌泉，以补益肺脾肾，调节阴阳。徐艳玲教授认为：法其宗、不离其本，初期以邪实为主，治以清热解毒、化瘀排脓，攻邪治标；日久则由实转虚，治当扶正祛邪兼施，采取清热解毒同时补肺、健脾、益肾等法；然发作时未必全为标实、缓解期未必俱为本虚，临证施治应抓住整体观念、治病求本、辨证论治，才能有更好的临床疗效。

三、天人合一

人和自然是一个有机的整体，而肺痈的发病在时间和地点上亦与自然界密切联系。我国幅员辽阔，南地多以温病为主，北地多感风寒，故徐艳玲教授认为在肺痈的治疗上应结合患者的年龄、生活地区、体质的阴阳盛衰特点等进行遣方用药，如儿童患者，其稚阴稚阳之体、脏气清灵，治疗上随拨随应，不宜呆滞、重浊，不得妄加攻伐，小儿肺气肃降功能尚不完善，有待于依靠自身的发育成长，切不可乱用补益之品。而老年患者阴阳俱弱，祛邪的同时应注重扶助阴阳正气；又如生活在南方的患者，应在辨证论治的基础上配合清肃肺火，肺火得清则气顺喘止。

四、治已病，治未病

"上工治未病，下工治已病。"徐艳玲教授认为：在肺痈初期、成痈期及溃脓期应积极清热、解毒、排脓，减轻患者的痛苦，防止并发症、危重症的出现。对支气管扩张缓解期及久病的患者要加强教育，指导其注意天气变化，节制饮食，适当锻炼身体。对于反复发作的患者应该认识到气道的不可逆的改变甚至将来可合并肺气肿、肺心病。把对支气管扩张患者的教育放在首位，让患者对疾病的进展有清楚的认识。

第四章　医案采撷

慢性阻塞性肺疾病（COPD）、哮喘等肺系慢性病，病情复杂，病情迁延，易于传变，并发症多，单一治法难以取效。徐艳玲教授擅用复法，根据病机定主法，统筹兼顾，寻究端倪，会类治法，逐证填方，药随证转，如之于COPD缓解期患者，方剂以补益肺肾为主，融动静结合、攻补兼施、升降并用、敛散相伍、润燥互用、温清并用等4种以上治法于一方。徐艳玲教授所创治疗咳喘系列方，莫不以复法、复方取效，数十年来，仍于我院呼吸科广为应用。以下为徐艳玲教授近年来诊治肺系疾病的部分经典医案，展现了其诊疗疾病全貌，从中可见其辨证思路、用药经验等。

第一节　喘病

病案举例 1

患者，女，49 岁。

初诊日期：2023 年 9 月 20 日。

主诉：反复咳喘 8 年余，加重 2 周。

现病史：该患者 8 年来反复咳喘，每因受凉后症状加重，间断应用抗生素治疗。曾诊断为慢性阻塞性肺疾病。2 周前受凉后症状再次加重，于家中口服"希刻劳"，症状无好转，遂来诊。现症见：喘促气短，动则尤甚，咳嗽，咳少量黄黏痰，乏力，纳少，大便干，夜寐差，病来无咯血、潮热、盗汗等症状。

既往史：否认。

过敏史：否认。

体格检查：神清，唇绀（－），咽赤（－），胸廓对称，肺肝界位于右锁骨中线第6肋间，双肺呼吸音粗，心率72次/分，律齐，各瓣膜听诊区未闻及病理性杂音。腹软，无压痛，肝脾肋下未触及，双肾区无叩击痛，双下肢无水肿。舌质红，苔黄，脉沉滑。

辅助检查：血常规未做。肺CT（自带）示双肺纹理增强。

中医诊断：喘病。

证候诊断：肺肾气虚兼痰热郁肺。

西医诊断：慢性阻塞性肺疾病急性加重。

治法：补益肺肾，清热化痰。

处方：熟地15g、黄芪20g、白前10g、山药15g、泽泻10g、前胡15g、浙贝母15g、炒紫苏子15g、苦杏仁10g、酒山萸肉15g、连翘15g、蜜麻黄7.5g（先煎）、牡丹皮15g、蜜桑白皮15g、茯苓15g、石膏30g（先煎）、白果5g、炙甘草10g，7剂，每日1剂，水煎服。

复诊日期：2023年9月28日。

患者自述喘促气短症状减轻，但仍有轻度的喘促症状，现已不咳黄痰，仅咳少量白色黏痰，乏力症状明显缓解，纳尚可，便干症状已明显缓解，仍有失眠多梦之症，因此上方去蜜麻黄、石膏、连翘，加茯神15g以增强助眠之效。方7剂，每日1剂，水煎服。

三诊日期：2023年10月6日。

患者自述喘促气短症状明显缓解，偶有大量活动后气喘，睡眠已明显改善，予上次之方继续服用7剂。

诊疗效果评价：临床控制。

【按语】本例患者之喘病乃由于肺病日久，迁延失治，痰瘀稽留，损伤正气，肺、脾、肾虚损，正虚卫外不顾，外邪易反复侵袭，诱使本病发作，为本虚标实之证。肺肾气虚则见活动后气短，乏力；痰热郁肺则见咳少量黄黏痰；热伤津液则见大便干；子病及母，则见纳少；热扰神明则见夜寐差。舌质红，苔黄，脉沉滑为肺肾气虚、痰热郁肺之征象。治疗应遵循"急则治其标""缓则治其本"的原则。故方中熟地、山萸肉、山药、泽泻、牡丹皮、茯苓补肾纳气；黄芪益气补肺；浙贝母、苦杏仁止咳化痰平喘；炒紫苏子、白前、前胡降气化痰；连翘清热解毒；蜜麻黄、蜜桑白皮宣肺平喘；白果敛肺定喘；石膏清热泻火；炙甘草调和诸药。全方共奏补益肺肾、清热化痰之功效。

病案举例 2

患者，女，47 岁。

初诊日期：2023 年 10 月 20 日。

主诉：反复咳嗽、咳痰 3 年，加重伴喘促 2 周。

现病史：该患者 3 年来反复咳嗽，每因受凉后症状加重，每年发作 3 个月以上，经抗感染治疗后症状可缓解。2 周前受凉后症状再次加重，伴有喘促气短，遂来诊。现症见：咳嗽，咳黄色黏痰，量中等，喘促气短，口干、口渴，纳少，大便干，夜寐欠佳，病来无咯血、潮热、盗汗等症状。

既往史：否认。

过敏史：否认。

体格检查：神清，唇绀（－），胸廓对称，肺肝界位于右锁骨中线第 5 肋间，双肺呼吸音粗，心率 80 次 / 分，律齐，各瓣膜听诊区未闻及病理性杂音。腹软，无压痛，肝脾肋下未触及，双肾区无叩击痛，双下肢无水肿。舌质红，苔黄，脉滑。

辅助检查：血常规未做。肺 CT（自带）示左肺内小结节。肺功能正常。

中医诊断：喘病。

证候诊断：痰热郁肺。

西医诊断：慢性支气管炎急性发作。

治法：清热化痰止咳。

处方：炒紫苏子 20 g、柴胡 15 g、大青叶 15 g、连翘 15 g、白芍 20 g、金银花 15 g、黄芩 15 g、茯苓 15 g、生石膏 30 g（先煎）、牡丹皮 15 g、麻黄 7 g（先煎）、百部 10 g、瓜蒌 15 g、苦杏仁 10 g、甘草 5 g、白前 10 g、橘红 15 g、茯神 15 g、浙贝母 15 g、桔梗 15 g、麦冬 15 g、知母 15 g、蜜桑白皮 15 g，7 剂，每日 1 剂，水煎服。

复诊日期：2023 年 10 月 28 日。

患者自述仍有轻度的喘促气短症状，咳嗽症状减轻，已不咳黄色黏痰，便干症状缓解，夜寐可，予上方去大青叶、连翘、金银花、生石膏、麻黄，加太子参 10 g 以扶助正气，方开 7 剂继续服用。

诊疗效果评价：临床控制。

【按语】本例患者证属外邪犯肺，入里化热，灼津为痰，痰热郁肺，肺失宣肃所致。肺失宣肃、肺气上逆则见咳嗽；痰热郁肺则见咳黄色黏痰；热伤津液，则见口干、口渴、大便干；子病及母，则见纳少；热扰神明，则见夜寐欠佳；舌质红，苔黄，脉滑为痰热郁肺之征象。治疗方用清金化痰汤加味。方中麻黄、石膏清热平喘化痰，使气顺则痰降；橘红、茯苓健脾利湿，湿去则痰自消；更以瓜蒌、贝母、桔梗清热涤痰，宽胸开结；麦冬、知母养阴清热，润肺止咳；黄芩、白芍、桑白皮清泻肺火，茯神：宁心安神，利水化痰；甘草调和诸药。故全方有化痰止咳，清热润肺之功。适用于痰浊不化，蕴而化热之证，诸药合用共奏清热化痰止咳之功效。

病案举例 3

患者，男，70 岁。

初诊日期：2023 年 4 月 6 日。

该患者以反复咳喘 10 年，加重 2 周为主诉来诊，数十年来，咳嗽痰多早晚较重，每年冬令发作加重。今年春季以来，发作持续不已，屡经治疗，效果不显，呼吸喘促，动则尤甚，咳嗽，痰多黏腻，喉中稍有痰鸣，大便不实，神疲乏力，腰酸畏寒，舌质淡，苔腻，脉滑。

西医诊断及治疗：慢性支气管炎合并肺内感染；冠心病。予以抗感染、化痰、解痉、平喘治疗。

中医诊断：喘病（肺肾两虚，痰浊壅肺证）。

病因病机分析：证属肺肾气虚，痰浊壅肺，上实下虚。

治则治法：补肺益肾，化痰降气。

方剂：苏子降气汤加减《太平惠民和剂局方》，肉桂5g（后下）、黄芪20g、当归15g、苏子15g、半夏6g、前胡10g、茯苓15g、胡桃肉10g、橘皮10g、沉香5g（后下）、生姜3片，7剂，常法水煎服。

二诊：气喘减轻，但动则仍甚，咳痰减轻，舌苔白，脉沉细，面色无华。证属：脾肾气虚，水泛为痰作喘。治宜补肺纳肾，降气化痰。上方加熟地15g、诃子10g、山萸肉15g、补骨脂15g，14剂，常法水煎服。

三诊：气喘减轻，咳少，痰不多，惟喘息，动则尤甚，舌脉同前。证属：上实已祛，肺肾气虚。原方减半夏、前胡、生姜，加枸杞子15g以补肺纳肾，降气平喘。10剂，常法水煎服。患者服上方后，病情缓解，持续4个月气喘未发作，是年冬季轻度发作2次，经用上方迅即控制。

诊疗效果评价：痊愈。

【按语】喘证在反复发作过程中，每见邪气尚实而正气已虚，表现肺实肾虚的"下虚上实"证。治疗宜化痰降逆，温肾纳气，以苏子降气汤为代表方，本例患者反复咳喘10余年，加重数月，属"上实下虚"之证，初诊拟苏子降气汤，降气平喘，祛痰止咳；二诊补肺纳肾，降气平喘；三诊继续巩固治疗得到满意疗效。

病案举例4

患者，男，36岁。

初诊日期：2021年10月31日。

该患者以咳喘伴胸痛2日为主诉入院，体温39.2℃，咳嗽，咳黄色痰，时有血痰，发热无汗，大便秘结，舌红，苔黄，脉数。右肺呼吸音弱，胸片提示右肺片状阴影。

西医诊断及治疗：肺炎。予以抗感染对症治疗。

中医诊断：喘证（温热犯肺，表里同病）。

病因病机分析：证属温热之邪犯肺，传于大肠，表里同病。

治则治法：宣上通下，表里同治。

方剂：宣白承气汤加味，生石膏30 g（先煎）、大黄7.5 g、杏仁10 g、瓜蒌15 g、黄芩15 g、栀子15 g、知母15 g、桑白皮15 g、橘红15 g、芦根15 g，3剂，每剂煎至300 mL，每次100 mL，每日3次口服。

二诊：2021年11月3日，服药3日即见症状好转，体温降至正常，大便日二次，仍有咳嗽，口渴，舌红少苔，脉细。证属：痰热郁肺，肺阴亏虚。上方生石膏减为20 g，大黄减为5 g，加麦冬20 g、沙参15 g，4剂，常规服。

诊疗效果评价：有效。

【按语】"肺与大肠相表里"，本案证属温热之邪犯肺，传于大肠，表里同病。故治以宣肺通腹，清泄热结之法，宗宣白承气汤之意，方中生石膏清肺热，大黄逐热结，通泻腹气，釜底抽薪，以解上焦肺金之热壅，杏仁、瓜蒌清宣肺热，配黄芩、栀子、知母、桑白皮、橘红、芦根清肺化痰，配合组方，切中病机，故3剂即收效显著。二诊体温降至正常，大便日2次，仍有咳嗽，口渴，舌红少苔，脉细为病情减半，痰热郁肺，肺阴亏虚之证，原方生石膏减为20 g，大黄减为5 g，加麦冬20 g、沙参15 g，4剂，常规服。

病案举例5

患者，女，68岁。

初诊日期：2022年12月5日。

该患者咳喘反复发作3年，加重10天为主诉入院。自诉3年前房屋装修接触刺激性气体之后出现咳喘，在铁路医院诊治，应用支气管解痉剂有效，但病情缠绵反复，每因接触刺激性气味、感冒而复发，症见：喘息，动则尤甚，咳痰白黏，前胸疼痛，心胸灼热难忍，喜食凉食，夜眠欠佳，口干喜饮，舌暗红苔黄，脉弦数。

西医诊断及治疗：支气管哮喘。予以抗感染、解痉治疗。

中医诊断：喘证（肺热阴虚，气滞血瘀证）。

病因病机分析：肺热阴虚，气滞血瘀。

治则治法：活血化瘀，滋阴润肺。

方剂：血府逐瘀汤加味，柴胡 15 g、赤芍 15 g、枳壳 15 g、川芎 15 g、当归 15 g、生地 15 g、红花 15 g、桃仁 15 g、桔梗 10 g、牛膝 15 g、知母 15 g、沙参 15 g、麦冬 15 g、甘草 15 g，7 剂，水煎服。每剂煎至 300 mL，每次 100 mL，每日 3 次口服。

二诊：服药后喘息，胸痛，心胸灼热感均有好转，仍活动后喘息加重。舌红苔白，脉弦数。证属：瘀滞渐退。上方加太子参 15 g，7 剂，水煎服。

三诊：1 周后喘平。胸痛，心胸灼热感减半，仍口干，舌红苔白，脉弦数。证属：肺肾阴虚。上方柴胡减为 10 g，10 剂，水煎服。

诊疗效果评价：有效。

【按语】本例自诉 3 年前房屋装修接触刺激性气体之后出现咳喘，应用支气管解痉剂有效，但病情缠绵反复，每因接触刺激性气味、感冒而复发。而且 3 年来因疾病困扰及前房屋装修公司之间的纠纷一直心情烦恼，始终有前胸疼痛，心胸灼热难忍，喜食凉食。曾于门诊就诊多日，口服清热化痰，清心除烦中药 30 余剂，咳喘有好转，但前胸疼痛，心胸灼热难忍的症状始终不减，入院后亦投清热化痰，止咳平喘之品，效果不佳。读王清任《医林改错》，受血府逐瘀汤所治之症启发，"身外凉，心里热，故名灯笼病，内有瘀血。认为虚热，愈补愈瘀，认为实火，愈凉愈凝。"抓主证前胸疼痛，心胸灼热难忍，喜食凉食为肝郁气滞，胸中瘀血，治以活血化瘀，滋阴润肺，血府逐瘀汤加味，方合效机，收效显著。

第二节 咳嗽

病案举例 1

患者，女，74 岁。

初诊日期：2022 年 9 月 30 日。

主诉：反复咳嗽、咳痰 8 年，加重 1 周。

现病史：该患者 8 年来反复咳嗽，每因受凉后症状加重，经抗感染治疗后症状可缓解。1 周前受凉后症状再次加重，于家中口服"止咳化痰药物"（具体用药不详），症状无好转，遂来诊。现症见：咳嗽，咳黄色黏痰，量中等，口干、口渴，纳少，大便干，夜寐欠佳，病来无喘促气短、潮热、盗汗等症状。

既往史：否认。

过敏史：否认。

体格检查：神清，唇绀（－），咽赤（－），胸廓对称，肺肝界位于右锁骨中线第 5 肋间，双肺呼吸音粗，心率 84 次/分，律齐，各瓣膜听诊区未闻及病理性杂音。腹软，无压痛，肝脾肋下未触及，双肾区无叩击痛，双下肢无水肿。舌质红，苔黄，脉滑。

辅助检查：血常规未做。肺 CT 未做。

中医诊断：咳嗽。

证候诊断：痰热郁肺。

西医诊断：慢性支气管炎急性发作。

治法：清热化痰止咳。

处方：炒紫苏子 20 g、柴胡 15 g、大青叶 15 g、连翘 15 g、白芍 20 g、金银花 15 g、黄芩 15 g、茯苓 15 g、橘红 10 g、牡丹皮 15 g、浙贝母 15 g、百部 10 g、瓜蒌 15 g、苦杏仁 10 g、甘草 15 g、白前 10 g、桔梗 15 g、麦冬 15 g、知母 15 g、桑白皮 15 g，上方 7

剂，每日 1 剂，水煎服。

复诊日期：2023 年 10 月 7 日。

患者自述咳嗽症状好转，听诊双肺呼吸音正常，舌质淡红，苔薄黄，脉沉，咳黄痰症状好转，口干、口渴、纳少、大便干等症状已明显好转，夜寐欠佳症状减轻，但仍有多梦的症状，故上方去大青叶、金银花、连翘以减轻清热之效，加茯神 15 g 以改善患者睡眠，服 7 剂后患者自述症状痊愈。

诊疗效果评价：临床控制。

【按语】本例患者证属外邪犯肺，入里化热，灼津为痰，痰热郁肺，肺失宣肃、肺气上逆则见咳嗽；痰热郁肺则见咳黄色黏痰；热伤津液，则见口干、口渴、大便干；子病及母，则见纳少；热扰神明，则见夜寐欠佳；舌质红，苔黄，脉滑为痰热郁肺之征象。治疗方用清金化痰汤加味。方中橘红理气化痰，使气顺则痰降；茯苓健脾利湿，湿去则痰自消；更以瓜蒌、贝母、桔梗清热涤痰，宽胸开结；麦冬、知母养阴清热，润肺止咳；黄芩、白芍、桑白皮清泻肺火，甘草调和诸药。故全方有化痰止咳，清热润肺之功。适用于痰浊不化，蕴而化热之证，诸药合用共奏清热化痰止咳之功效。

病案举例 2

患者，女，64 岁。

初诊日期：2020 年 10 月 8 日。

主诉：反复咳嗽 4 个月。

现病史：该患者 4 个月来反复咳嗽，经抗感染治疗后症状无缓解。遂来诊。现症见：咳嗽，咳黄色黏痰，量中等，口干、口渴，纳少，大便干，夜寐欠佳，病来无喘促气短，潮热、盗汗等症状。

既往史：否认。

过敏史：否认。

体格检查：神清，唇绀（-），咽赤（-），胸廓对称，肺肝界位于右锁骨中线第5肋间，双肺呼吸音粗，心率72次/分，律齐，各瓣膜听诊区未闻及病理性杂音。腹软，无压痛，肝脾肋下未触及，双肾区无叩击痛，双下肢无水肿。舌质红，苔黄，脉滑。

辅助检查：血常规正常。肺CT未见异常。

中医诊断：咳嗽。

证候诊断：痰热郁肺。

西医诊断：慢性咳嗽。

治法：清热化痰止咳。

处方：炒紫苏子20g、柴胡15g、大青叶15g、连翘15g、白芍20g、金银花15g、黄芩15g、茯苓15g、蜜麻黄7g（先煎）、牡丹皮15g、枇杷叶20g、百部10g、瓜蒌15g、苦杏仁10g、甘草15g、白前10g、茯神15g、浙贝母15g、桔梗15g、桑白皮15g，14剂，每日1剂，水煎服。

复诊日期：2020年10月23日。

患者复诊自述咳嗽减轻，但仍有咳嗽，咳黄痰等症状明显好转，睡眠良好，二便调，饮食可，舌质淡红，苔白，脉滑，患者此时表邪已去，因此去大青叶、金银花、连翘、黄芩、蜜麻黄，炒紫苏子减至15g，方开7剂，每日1剂，水煎服。

诊疗效果评价：临床控制。

【按语】本例患者证属外邪犯肺，入里化热，灼津为痰，痰热郁肺，肺失宣肃、肺气上逆则见咳嗽；痰热郁肺则见咳黄色黏痰；热伤津液，则见口干、口渴、大便干；子病及母，则见纳少；热扰神明，则见夜寐欠佳；舌质红苔黄，脉滑为痰热郁肺之征象。治疗方用协定方金平合剂加味。方中麻黄、柴胡、苏子宣肺平喘、理气化痰，使气顺则痰降；茯苓健脾利湿，湿去则痰自消；更以瓜蒌、贝母、桔梗清热涤痰宽胸开结；白前、百部养阴清热，润肺止咳；黄芩、白芍、桑白皮清泻肺火，甘草调和诸药。故全方有化痰止咳，清热润肺之功。

病案举例 3

患者，女，35 岁。

初诊日期：2019 年 6 月 8 日。

患者以咳嗽气憋，水肿 2 周为主诉来诊。该患于 2 周前感冒后始出现咳嗽胸闷，伴下肢水肿，逐渐加重，曾服氢氯噻嗪及中药，无明显效果，未予系统治疗。症见：咳嗽，痰黄量多，呕逆不欲食，发热汗出，恶风口渴，大便尚通，小便频赤，眼睑水肿，下肢水肿，舌尖红，苔薄黄，脉浮数有力。

体格检查：体温 38.3℃，呼吸 32 次 / 分，心率 120 次 / 分，血压 130/80 mmHg。急性热病容，两肺听诊呼吸音增强并可闻及散在干湿啰音。

实验室检查：尿常规：尿蛋白（++），白细胞每高倍视野 10~15，颗粒管型高倍视野 1%~2%，血常规：白细胞 15.5×10^9/L。

辅助检查：胸片示两肺纹理增强。

西医诊断及治疗：急性肾小球肾炎；肺炎。

中医诊断：咳嗽；水肿（阳水）。

病因病机分析：风水夹热，饮热迫肺之证。

治则治法：疏风清热，宣肺利水。

方剂：越婢加半夏汤，蜜麻黄 7.5 g（先煎）、生石膏 20 g（先煎）、半夏 6 g、黄芩 15 g、桑白皮 10 g、杏仁 10 g、甘草 15 g、浮萍 10 g、防风 10 g、茯苓 15 g、泽泻 15 g、生姜 3 片、红枣 4 枚，6 剂，水煎服。

二诊日期：2019 年 6 月 15 日。

热退，咳嗽，咳痰好转，小便量多，水肿渐消。两肺干湿啰音消失。尿常规：尿蛋白（+），白细胞每高倍视野 2~13，未见颗粒管型。血常规：白细胞 8.0×10^9/L，热退，咳减，肿消，诸证悉除，尿检正常。肺气得宣，水饮之邪通过发汗，利小便而散除。上方加白术 10 g，麻黄减为 6 g，以健脾除表里之湿，7 剂，水煎服。

诊疗效果评价：临床控制。

【按语】本例属风水夹热，饮热迫肺之水肿（阳水），咳嗽之证。辨证着眼证在肿与咳，肿属于风水，咳属于《金匮要略》中咳而上气之证。仲景指出："咳而上气，此为肺胀，其人喘，目如脱状，脉浮大者，越婢加半夏汤主之。""风水恶风，一身悉肿，脉浮不渴，续自汗出，无大热，越婢汤主之。""诸有水者，腰以下肿，当利小便，腰以上肿，当发汗乃愈。该患咳，因饮热迫肺，肺气不能宣降而致，该患肿为风邪袭表，肺气闭塞，通调失职，风遏水阻。两者治疗皆宜疏风清热，宣肺利水。宣肺以发汗，"其在皮者，汗而发之"，本例肿咳并作，不同于一般水肿证，故用越婢汤发表清里行水，用半夏杏仁降逆止咳，用黄芩、桑白皮清热宣肺，浮萍、防风疏风宣肺，配合茯苓、泽泻、白术健脾除湿以利小便。二法合用，相得益彰，其用药简而分量轻，但却收效捷。服药后汗出，而且尿量增加，全身水肿逐渐消失，咳嗽亦除。

病案举例 4

患者，男，76 岁。

初诊日期：2023 年 11 月 6 日。

患者以反复咳嗽半年为主诉来诊，于半年前在北京 301 医院做肝移植手术，之后继发肺部真菌感染，曾用科塞斯，氟康唑，两性霉素 B 等西药治疗后出院，但仍然有咳嗽，咳痰症状，痰细菌培养生长白色念珠菌，肺 CT 提示两肺弥漫模糊片影，因恐西药损伤肝功而寻求中医治疗。症见：咳嗽，咳痰，痰色白量多质黏，神疲乏力，食少纳呆，舌质淡，脉沉细。

西医诊断：真菌性肺炎。

中医诊断：咳嗽 - 痰浊阻肺。

病因病机分析：移植术后，损伤正气，脾气亏虚，脾失健运，痰浊阻肺。

治则治法：健脾化痰。

方剂：二陈汤合三子养亲汤加味，陈皮 15 g、半夏 6 g、茯苓 15 g、苏子 15 g、白芥子 15 g、莱菔子 15 g、黄芪 20 g、太子参 15 g、白术 15 g、甘草 5 g、焦三仙各 15 g，10 剂，常法水煎服。

二诊日期：2023 年 11 月 16 日。

自诉咳嗽，咳痰好转，乏力减轻饮食增加，略有口干，舌质淡，脉沉细。脾失健运，痰浊阻肺，兼有阴伤。上方加生地 15 g，枸杞子 15 g 以滋补肺肾，15 剂，常法水煎服。

三诊日期：2023 年 12 月 2 日

诸证好转，痰细菌培养未生长细菌。继服上方 15 剂。

诊疗效果评价：有效。

【按语】本例为肝移植手术之后继发肺部真菌感染，咳嗽，咳痰症状反复出现半年，曾用科塞斯，氟康唑，两性霉素 B 等西药治疗，实属疑难病例。出院后痰细菌培养仍生长白色念珠菌，仍然咳嗽，咳痰，肺 CT 提示两肺弥漫模糊片影，证属移植术后，损伤正气，脾气亏虚，脾失健运，痰浊阻肺之咳嗽。治以健脾化痰，方用二陈汤合三子养亲汤加黄芪 20 g、太子参 15 g、白术 15 g、甘草 15 g、焦三仙各 15 g 以增强健脾和胃之功效。服 10 剂之后，见明显效果，增强了患者对中医治疗的信心，稍做调整，继服 15 剂诸证好转，痰细菌培养未生长细菌。继服 15 剂巩固疗效。体现了中医辨证施治的优势和特点。

病案举例 5

患者，女，32 岁。

初诊日期：2022 年 10 月 15 日。

患者以咳嗽半月有余为主诉就诊。初起发热，咳嗽气急，咳痰少，胸痛。曾于西医院诊断为支原体肺炎，用青霉素、红霉素、阿奇霉素等治疗热退，咳嗽不减，寻求中医治疗。症见：干咳，连声作呛，咽喉作痛，气逆而喘，鼻干唇燥，胸闷痛，心烦口渴，舌红苔黄少津，脉细数。肺 CT 示右肺中野模糊片影，支原体抗体：1∶160。

西医诊断：支原体肺炎。

中医诊断：咳嗽－温燥伤肺。

病因病机分析：感受秋季温燥，燥邪伤肺，肺失清润。

治则治法：清燥润肺止咳。

方剂：桑杏汤加减，桑叶10g、杏仁10g、浙贝母15g、薄荷5g、沙参15g、栀子25g、金银花10g、牛蒡子15g、天花粉15g、芦根15g、生石膏15g（先煎）、知母15g、生甘草10g，7剂，每日1剂，水煎服。

二诊日期：2022年10月22日。

咳嗽大减，咽痛好转，仍胸闷气短，口渴，大便燥结，舌红苔黄少津，脉细数。上焦燥热得以清肃，但肺与大肠因燥热所伤。清燥、滋阴、润肠，上方加生地15g、玄参15g，7剂，每日1剂，水煎服。

三诊日期：2022年10月29日。

仍时有咳嗽，胸闷气短，乏力，口渴，大便燥结症状好转，舌红苔黄，脉细数。余邪未清，气阴两虚。治以清燥、益气养阴。

方剂：桑白皮10g、杏仁10g、浙贝母15g、薄荷5g、沙参15g、金银花10g、牛蒡子15g、天花粉15g、芦根15g、知母15g、生地15g、当归20g、党参15g、甘草10g，7剂，水煎服，每日1剂。

诊疗效果评价：痊愈。

【按语】本案为温燥之证，"秋伤于燥，上逆而咳，发为痿厥""诸气膹郁，皆属于肺。"感受秋季温燥，燥邪伤肺，肺失清润而致咳嗽。"燥者润之"，治以辛凉为君轻宣燥热之桑杏汤加减，7剂之后，咳嗽大减，咽痛好转，仍胸闷气短，口渴，大便燥结，舌红苔黄少津，脉细数。说明上焦燥热得以清肃，但肺与大肠相表里，因燥热所伤治以清燥、滋阴、润肠，上方加生地15g、玄参15g，7剂。仍时有咳嗽、乏力，胸闷气短、口渴、大便燥结症状好转，舌红苔黄，脉细数。为余邪未清，气阴两虚。治以清燥、益气养阴，桑白皮10g、杏仁10g、浙贝母15g、薄荷5g、沙参15g、金银花10g、牛蒡子15g、天花粉15g、芦根15g、知母15g、生地15g、党参15g、当归20g、甘草10g，7剂痊愈。肺CT示右肺中野片影吸收。整个病程，起于卫而愈于气，治法总以辛凉、甘寒、清润为主，故能收到预期疗效。

第三节　哮病

病案举例1

患者，女，24岁。

初诊日期：2018年9月2日。

主诉：发作性痰鸣气喘半年，加重1天。

现病史：该患者半年来反复咳喘，每因受到物理及化学刺激、冷空气后症状加重，经抗感染解痉治疗后症状可缓解。1天前受凉后症状再次加重，于家中口服"止咳化痰药物"（具体药名不详），症状无好转，遂来诊。现症见：咳嗽，咳黄色黏痰，痰鸣气喘，口干、口渴，纳少，大便干，夜寐欠佳，病来无咯血、潮热、盗汗等症状。

既往史：否认。

过敏史：青霉素过敏。

体格检查：神清，唇绀（－），咽赤（－），胸廓对称，肺肝界位于右锁骨中线第5肋间，双肺呼吸音粗，可以闻及散在干啰音。心率84次/分，律齐，各瓣膜听诊区未闻及病理性杂音。腹软，无压痛，肝脾肋下未触及，双肾区无叩击痛，双下肢无水肿。舌质红，苔黄，脉滑。

辅助检查：血常规未做。肺CT（自带）提示右肺小结节。肺功能显示支气管舒张试验阳性。

中医诊断：哮病。

证候诊断：热哮证。

西医诊断：支气管哮喘急性发作。

治法：清热化痰平喘。

处方：炒紫苏子 20 g、柴胡 15 g、大青叶 15 g、连翘 15 g、白芍 20 g、金银花 15 g、黄芩 15 g、茯苓 15 g、生地 10 g、牡丹皮 15 g、蜜麻黄 6 g（先煎）、百部 10 g、瓜蒌 15 g、苦杏仁 10 g、甘草 5 g、白前 10 g、茯神 15 g、麦冬 15 g、浙贝母 15 g、桔梗 15 g，7 剂，每日 1 剂，水煎服。

复诊日期：2018 年 9 月 10 日。

患者自述服药后喉间痰鸣症状已消失，咳嗽症状明显好转，夜寐尚可，便干症状基本消失，现仍有纳差之症状，因此在上方基础上去大青叶、连翘、金银花、蜜麻黄，加焦三仙各 15 g 以改善患者纳差症状，方开 7 剂继续服用。

诊疗效果评价：痊愈。

【按语】本例患者证属病久宿痰伏肺，复感外邪犯肺，入里化热，灼津为痰，痰热郁肺，肺失宣肃所致。肺失宣肃、肺气上逆则见咳嗽气喘；痰热郁肺则见咳黄色黏痰；热伤津液，则见口干、口渴、大便干；子病及母，则见纳少；热扰神明，则见夜寐欠佳；舌质红，苔黄，脉滑为痰热郁肺之征象。治疗方用协定方金平合剂加味。方中蜜麻黄平喘宣表，生地、黄芩、金银花清热化痰，使气顺则痰降；茯苓健脾利湿，湿去则痰自消；更以瓜蒌、贝母、桔梗清热涤痰，宽胸开结；麦冬、知母养阴清热，润肺止咳；牡丹皮凉血清泻肺火，甘草调和诸药。故全方有化痰平喘，清热润肺之功。适用于痰浊不化，蕴而化热之证，诸药合用共奏清热化痰平喘之功效。

病案举例 2

患者，男，62 岁。

初诊日期：2022 年 3 月 2 日。

该患者以哮喘反复发作 20 余年，加重 7 天为主诉来诊。20 余年来哮喘反复发作，每因感冒、异味刺激而加重，长期吸入糖皮质激素控制病情，7 天前因着凉后出现咳嗽，咳白痰，憋气，喉中哮鸣音，喘息不能平卧，伴心悸气短，动则喘息，自汗，纳呆，倦怠乏力，舌质淡红，苔白，舌边有齿痕，脉沉细无力。

体格检查：体温36.8℃，心率90次/分，呼吸20次/分，血压130/80 mmHg，面色㿠白少华，精神萎靡，双肺呼吸音粗，可闻及哮鸣音。

辅助检查：胸片示双肺纹理增粗，双肺透过度增强，膈肌低位。

西医诊断及治疗：支气管哮喘；慢性阻塞性肺疾病，治以抗感染，解痉，平喘治疗。

中医诊断：哮症（寒哮）。

病因病机分析：证属久病哮喘，寒痰伏肺，遇感而发，痰气交阻，气道挛急而致，迁延不愈，由肺及肾，肾元亏损，摄纳无权。

治则治法：宣肺散寒，化痰平喘。

方剂：射干麻黄汤加味，麻黄7g（先煎）、射干10g、干姜10g、杏仁10g、半夏6g、紫菀15g、款冬花15g、地龙10g、细辛3g、苏子10g、乌梅10g、甘草5g、五味子15g、党参10g、陈皮10g、大枣10枚，7剂，水煎服。

二诊日期：2022年3月9日。

服药后哮喘渐轻，已能平卧，饮食略增。双肺呼吸音粗，可闻及散在哮鸣音。寒饮渐化，继服上方9剂。

三诊日期：2022年3月18日。

患者哮喘控制，但仍气短乏力，动则尤甚，畏寒肢冷。证属肺脾肾亏虚，治当以补肺健脾益肾，巩固疗效，予六君子汤加味。

方剂：党参10g、陈皮10g、茯苓10g、白术10g、半夏6g、紫菀15g、杏仁10g、款冬花15g、山萸肉10g、熟地15g、苏子10g、麦冬10g、五味子15g、甘草10g，15剂，水煎服。

诊疗效果评价：临床控制。

【按语】支气管哮喘是常见呼吸道疾病之一，近年来由于环境污染等相关因素其发病有上升的趋势。该患者为支气管哮喘发作期，证属久病哮喘，寒痰伏肺，遇感而发，痰气交阻，气道挛急而致，迁延不愈，由肺及肾，肾元亏损，摄纳无权。治当宣肺散寒，化痰平喘，药用射干麻黄汤加味。《金匮要略》云："咳而上气，喉中水鸡声，射干麻黄汤主之。"服药16剂后哮喘控制，仍气短乏力，动则尤甚，畏寒肢冷。为寒饮渐化，气降喘平，肺脾肾亏虚。治以补肺健脾益肾，六君子汤加味，15剂，水煎服，扶助正气以求哮喘得到长期有效的控制。

病案举例3

患者，男，42岁。

初诊日期：2023年2月8日。

该患者反复咳嗽近5年，该患于10年前始一直在水房工作，近5年来咳嗽反复发作，虽已辞去工作，仍咳嗽不止，尤以受凉或异味刺激诱发，夜间及清晨咳重，影响工作和休息。平素畏寒肢冷，喜暖，易感冒，经肺功能检测诊为咳嗽变异性哮喘，经抗感染解痉治疗有效，但仍反复发作。面色白，形寒肢冷，咳声频作，痰白稀，舌淡苔白，脉沉细。

西医诊断及治疗：咳嗽变异性哮喘，治以抗感染解痉。

中医诊断：咳嗽（寒邪客肺）。

病因病机分析：证属阳气亏虚，卫外不固，寒邪客肺，肺失宣肃。

治则治法：温散肺寒，宣肺止咳。

方剂：小青龙汤加味，炙麻黄7g（先煎）、干姜10g、细辛3g、半夏6g、桂枝15g、杏仁10g、五味子10g、紫菀15g、炙甘草10g、荆芥15g、补骨脂15g、地龙15g，6剂，水煎服。

二诊日期：2023年2月14日。

患者咳嗽症状改善，余证同前，予守方，原方6剂，水煎服。

三诊日期：2023年2月20日。

患者咳嗽已减轻2/3，但畏寒及对寒冷及异味的适应能力未见好转，舌淡苔白，脉沉细。证属外寒已祛，阳气亏虚，卫外不固为主。